Um livro médico LANGE

Fisiologia Celular

David Landowne, PhD

Professor
Department of Physiology and Biophysics
University of Miami
Leonard M. Miller School of Medicine
Miami, Florida

CB046774

McGraw Hill

Rio de Janeiro   São Paulo   Lisboa   Chicago   Cidade do México   Cingapura   Londres   Madrid
Milão   Nova Delhi   Nova York   San Francisco   San Juan   Seul   Sydney   Toronto

The McGraw·Hill Companies

> **Nota**
>
> A medicina é uma ciência em constante evolução. À medida que novas pesquisas e a experiência clínica ampliam o nosso conhecimento, são necessárias modificações no tratamento e na farmacoterapia. Os autores e editores desta obra consultaram as fontes consideradas confiáveis, num esforço para fornecer informações completas e, geralmente, de acordo com os padrões aceitos à época da publicação. Entretanto, em vista da possibilidade de falha humana ou de alterações nas ciências médicas, nem os autores, editores nem qualquer outra pessoa envolvida na preparação ou publicação deste trabalho garantem que as informações aqui contidas sejam, em todos os aspectos, exatas ou completas. Os leitores devem confirmar estas informações com outras fontes. Por exemplo, e em particular, os leitores são aconselhados a conferir a bula de qualquer medicamento que pretendam administrar, para se certificar de que a informação contida neste livro está correta e de que não houve alterações na dose recomendada nem nas contra-indicações para o seu uso. Esta recomendação é particularmente importante em relação a medicamentos novos ou raramente usados.

Fisiologia Celular
Primeira edição
ISBN: 978-85-7726-012-6

A reprodução total ou parcial deste volume por quaisquer formas ou meios, sem o consentimento escrito da editora, é ilegal e configura apropriação indevida dos direitos intelectuais e patrimoniais dos autores.
Todos os direitos desta primeira edição em português estão reservados.
Copyright © 2007 by McGraw-Hill Interamericana Editores, S.A. de C.V.
Prol. Paseo de la Reforma 1015 Torre A Piso 17
Col. Desarrollo Santa Fe, Delegación Álvaro Obregón
México 01376, D.F., México

Copyright © 2007 by McGraw-Hill Interamericana do Brasil Ltda.
Rua da Assembléia, 10 / 2319
20011-000 Centro Rio de Janeiro RJ
Tradução da primeira edição em inglês de Cell Physiology
ISBN: 0-07-146474-3
Copyright © 2006 by The McGraw-Hill Companies, Inc.

Diretor geral	*Revisão de redação*
Adilson Pereira	Luciano Monteiro, Mário Élber Cunha
Supervisora de Produção	*Revisões tipográficas*
Guacira Simonelli	Ademar dos Santos, Solange Cunha
Editoração eletrônica e capa	*Assistente editorial*
Estúdio Castellani	Carolina Leocadio

Este livro foi impresso em Adobe Garamond em corpo 10,5. A editora desta versão em português foi Sandra Barreto de Carvalho.

Dados Internacionais de Catalogação na Publicação (CIP)
(Câmara Brasileira do Livro, SP, Brasil)

Landowne, David
 Fisiologia celular / David Landowne ; [tradução Denise Costa Rodrigues, Patricia Lydie Voeux ; revisão técnica Antonio Cláudio Lucas da Nóbrega].
-- Rio de Janeiro : McGraw-Hill Interamericana do Brasil, 2007.

 Título original: Cell physiology
 Acima do título: Um livro médico LANGE
 Bibliografia.
 ISBN 978-85-7726-012-6

 1. Células – Fisiologia I. Título.

07-4443
CDD-611.0181
NLM-QT 104

Índices para catálogo sistemático:
 1. Células : Fisiologia : Ciências médicas   611.0181
 2. Fisiologia celular : Ciências médicas   611.0181

A McGraw-Hill tem forte compromisso com a qualidade e procura manter laços estreitos com seus leitores. Nosso principal objetivo é oferecer obras de qualidade, a preços justos, e um dos caminhos para atingir essa meta é ouvir o que os leitores têm a dizer. Portanto, se você tem dúvidas, críticas ou sugestões, entre em contato conosco e nos ajude a aprimorar nosso trabalho. Teremos prazer em conversar com você.
Em Portugal use o endereço servico_clientes@mcgraw-hill.com

TRADUÇÃO
Denise Costa Rodrigues
Patrícia Lydie Voeux

REVISÃO TÉCNICA
Antonio Cláudio Lucas da Nóbrega
Professor Titular de Fisiologia
Universidade Federal Fluminense
Doutor em Ciências pela Universidade Federal do Rio de Janeiro
Research Fellow pela University of Texas Southwestern Medical Center at Dallas

Para J. F. Danielli e A. C. Giese.

Sumário

Prefácio		vii
Capítulo 1	**Processos celulares**	1
	Visão geral / 1	
	Comunicação / 1	
	Controle / 5	
Capítulo 2	**Membranas celulares**	9
	Lipídios / 10	
	Proteínas / 11	
	Canais / 13	
	Bombas / 22	
	Transportadores / 25	
	Receptores de membrana / 27	
	Transporte através das membranas celulares / 29	
	Transporte através das células epiteliais / 35	
Capítulo 3	**Canais e o controle do potencial de membrana**	40
	Medindo os potenciais de membrana / 41	
	Separação da carga / 42	
	Geração do potencial de repouso / 43	
	Fatores que controlam os movimentos dos íons / 44	
	Potencial de equilíbrio de Nernst / 44	
	O potencial de repouso / 47	
	Equação de Goldman-Hodgkin-Katz / 50	
	Alterações no potencial de membrana / 50	
	Propriedades passivas de uma célula redonda pequena / 51	
	Propriedades passivas de uma célula cilíndrica longa / 52	
Capítulo 4	**Potenciais geradores sensoriais**	57
	Adaptação sensorial / 60	
Capítulo 5	**Potenciais de ação**	63
	O papel dos canais de sódio sensíveis à voltagem / 63	
	Fixação de voltagem / 66	
	Limiar / 69	

Períodos refratários / 70
Mielinização / 71
Doenças / 71
Fármacos e toxinas / 72
Registros extracelulares — potenciais de ação compostos / 72
Potenciais de ação cardíacos / 74
Potenciais de ação do músculo cardíaco / 76
Potenciais de ação dos nodos SA e AV / 77
Efeitos das inervações simpática e parassimpática / 78

Capítulo 6 Sinapses 83
Processos pré-sinápticos / 84
Aminoácidos / 87
Catecolaminas / 89
Purinas / 90
Peptídios / 91
Processos pós-sinápticos / 94
Junção neuromuscular — uma sinapse especializada / 95
Sinapses do sistema nervoso central / 105
Integração de correntes sinápticas / 107
Neurotransmissores moduladores do SNC / 109
Inibição pré-sináptica / 109

Capítulo 7 Músculo 115
Geração de força e encurtamento / 116
Controle do cálcio intracelular / 121
Débito mecânico / 123

Respostas das questões de auto-avaliação 132

Exame prático 136

Respostas do exame prático 146

Índice 147

Prefácio

O objetivo deste livro é introduzir os leitores à fisiologia celular de maneira prática. O livro foi escrito com três objetivos em mente: como texto introdutório para os estudantes de medicina, como base subjacente ao estudo da fisiologia dos vários sistemas de órgãos do corpo humano e como revisão para as provas de diplomação final em medicina. Além disto, o livro pode ser útil como visão geral da fisiologia celular e biofísica da membrana para os estudantes que estão começando a graduação em fisiologia, que então poderão fazer pesquisas mais aprofundadas sobre uma área escolhida. Espero que o livro também seja útil para os alunos das áreas de saúde e enfermagem e para pesquisadores nos campos relacionados com a saúde que procuram uma introdução à fisiologia celular.

Tentei escrever este livro de forma compreensível e que facilite um conhecimento funcional do material. Com apoio adequado, os alunos do primeiro ano de medicina podem aprender o conteúdo deste material em curso intensivo de duas semanas. Cada capítulo inclui um grupo de perguntas para estudo e uma lista de sugestões para leituras adicionais. Um exame prático ao final do livro é fornecido como apêndice.

Como descrito no primeiro capítulo, as opiniões são um componente importante de qualquer atividade organizada. Quaisquer perguntas, sugestões e correções são bem-vindas e tornarão este livro mais útil. Por favor escrevam diretamente para mim no endereço *dl@miami.edu*.

Gostaria de agradecer a meus colegas e alunos que me mostraram os aspectos da fisiologia celular que são importantes sob uma perspectiva médica. Gostaria de agradecer também aos editores da McGraw-Hill pela ajuda e ao diretor e a equipe do Marine Biological Laboratory, em Woods Hole, Massachusetts, por sua excelente biblioteca. Agradecimentos especiais para o meu pai, Milton, minha esposa, Edith e meus filhos, Mahayana e Youme.

Processos celulares 1

OBJETIVOS

- *Reconhecer e descrever os tipos de eventos eletrofisiológicos.*
- *Descrever os tipos de canais de membrana e seus papéis.*
- *Descrever sistemas de controle fisiológicos.*

VISÃO GERAL

A fisiologia é o estudo das funções ou processos. Diógenes Laertius em seu *Lives of Eminent Philosophers* (Vidas dos Filósofos Notáveis) declarou que há três divisões da filosofia: natural, ética e dialética. A antiga palavra grega para filosofia natural era φυσισ, que é a raiz para as palavras inglesas *physics* (física), *physiology* (fisiologia) e *physician* (médico). A física e a fisiologia estão relacionadas com o modo como as coisas funcionam. A prática da medicina é trabalho do médico; a fisiologia é a base científica para esta prática.

A vida é celular e as células são as unidades fundamentais da vida. Sem as células não haveria seres vivos. Todas as células de um determinado indivíduo são essencialmente derivadas de um único óvulo fertilizado. A maioria das células dos organismos multicelulares reside no interior dos tecidos e órgãos. Este livro concentra-se nos processos celulares e deixa a discussão de sua organização mais elaborada para trabalhos sobre a fisiologia dos vários sistemas de órgãos. Fármacos, toxinas e doenças são introduzidos para ilustrar os processos celulares. Haverá necessidade da leitura de outros livros para compreendê-los no contexto da medicina. Os pacientes de um médico são mais do que sua fisiologia celular, mas a qualidade de suas vidas depende de sua funcionalidade celular.

COMUNICAÇÃO

Este livro é sobre os processos celulares dinâmicos que sustentam a percepção sensorial do ambiente, a comunicação e a integração das informações no interior e entre as células, assim como sua expressão ou ações no ambiente. Esses são os processos que possibilitam à célula contribuir para o funcionamento dos tecidos, órgãos e indivíduos. Tais processos compõem o terceiro fenômeno fundamental da vida de Norbert Wiener, que ele chamou de *irritabilidade* e hoje, em geral, é chamado de *excitabilidade*. Os outros dois fenômenos da vida, reprodução e metabolismo,

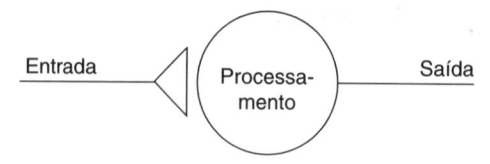

Fig. 1.1 O diagrama estrutural entrada-processamento-saída é uma especificação das relações causais em um sistema.

também ocorrem em todas as células mas aqui não são abordados em profundidade. O estudo da percepção, integração e expressão pode ser generalizado para o estudo dos eventos fisiológicos em termos de entradas, processamentos e saídas (Fig. 1.1). Os processamentos complexos podem ser desmembrados em outros mais simples, com as saídas de um ou mais processamentos tornando-se as entradas para o próximo.

A fim de pesquisar os processamentos discutidos aqui, é útil considerar um modelo corporal de três células. A Fig. 1.2 mostra um **neurônio** sensorial ou célula nervosa, um neurônio motor e uma célula musculoesquelética. Essas células representam a parte física (*hardware*) que o corpo usa para realizar essas funções. As células têm porções especializadas para diferentes processamentos. Começando da esquerda, a célula sensorial tem uma extremidade especializada em transdução de um estímulo em sinal celular. Os vários sentidos apresentam diferentes especializações aqui para realizar essa transdução. Além dos cinco sentidos clássicos (tato, audição, visão, paladar e olfato), há sensores ou proprioceptores no interior do corpo que percebem os parâmetros internos — p. ex., temperatura corporal, pressão arterial, níveis sanguíneos de oxigênio ou extensão dos vários músculos.

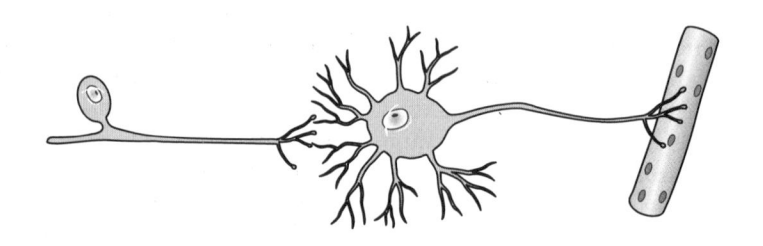

	Hardware	Extremidade sensorial	Axônio	Sinapse	Axônio	Músculo
	Sinais (potenciais)	Gerador sensorial Local Graduado	Ação Propagado Tudo ou nada	Sináptica Local Graduado	Ação Propagado Tudo ou nada	Placa terminal Local Graduado
	Canais	Mecanossensível	Sensível à voltagem	Quimiossensível	Sensível à voltagem	Quimiossensível
	Cibernética	Entrada	Transmissão	Processamento	Transmissão	Saída

Fig. 1.2 Processos celulares de um organismo hipotético de três células.

① Se for suficientemente grande, o sinal inicial faz com que outro sinal se propague sobre o **axônio** (a porção cilíndrica longa da célula nervosa) até que atinja a outra extremidade, onde o neurônio sensorial faz uma conexão sináptica com os dendritos do neurônio motor, localizado no sistema nervoso central (SNC). A mensagem é transmitida da célula **pré-sináptica** para a célula **pós-sináptica**, onde é integrada ou avaliada juntamente com as mensagens de outros neurônios que fazem sinapse no mesmo neurônio motor. No organismo completo, essa integração e comparação ocorre em muitas células e em diferentes níveis dentro do SNC, de forma que a decisão de mover ou não pode ser feita considerando mais de uma entrada e também qualquer coisa que o organismo aprendeu no passado.

Se o neurônio motor for suficientemente excitado, enviará outra mensagem ao longo do axônio que leva a uma sinapse em uma célula muscular. Em pessoas sadias, tal sinapse neuromuscular sempre leva a um sinal que se propaga sobre a extensão da célula muscular e ativa a contração, que pode agir no ambiente. Outras ações no ambiente são realizadas pelas secreções das várias glândulas; essas também podem ser controladas por conexões sinápticas. Esses músculos e glândulas podem agir internamente (p. ex., para controlar a freqüência cardíaca ou a pressão arterial) ou externamente (para locomoção ou comunicação com outras pessoas).

Esses sinais são todos elétricos; eles representam alterações na diferença do potencial elétrico por meio das várias membranas celulares. Cada célula viva tem uma membrana na superfície que separa seus espaços intracelulares e extracelulares. Todas as células, não apenas aquelas do nervo e músculo, são eletricamente negativas no interior em relação ao exterior. Isso é chamado de **potencial da membrana**. Quando as células estão "em repouso" — isto é, não sinalizando — seu potencial de membrana é chamado de **potencial de repouso**. Ver o Cap. 3 sobre as origens do potencial de repouso.

② Embora os sinais descritos anteriormente sejam alterações em potencial, eles em geral são chamados de *potenciais especificados*. À esquerda, há o **potencial gerador sensorial**, que tem duas propriedades para distingui-lo do próximo sinal, o **potencial de ação**. O potencial gerador sensorial é **local**; é observado apenas a alguns milímetros da terminação sensorial. O potencial de ação é **propagado**; ele percorre a terminação sensorial até o terminal pré-sináptico, talvez mais de um metro adiante. O potencial gerador sensorial também é **graduado**; um estímulo de maior amplitude produz um potencial gerador sensorial de maior amplitude. Em contrapartida, o potencial de ação tem uma amplitude e duração estereotipadas; é **tudo ou nada**. A informação sobre o estímulo é codificada no número de potenciais de ação ou número por segundo. Um estímulo de maior amplitude resultará em uma freqüência mais alta de potenciais de ação, cada um com a mesma amplitude estereotipada. Pelo fato de a característica tudo ou nada dos neurônios ser semelhante à característica verdadeiro-ou-falso das proposições lógicas, os cibernéticos consideraram que os eventos neurais e as relações entre eles podem ser tratadas através de lógica proposicional. Os Caps. 4 e 5 tratam dos potenciais geradores sensoriais e dos potenciais de ação, respectivamente.

③ Os terminais pré-sinápticos contêm um mecanismo para liberar os conteúdos das **vesículas** que contêm **transmissores** químicos que se difundem através da estreita **fenda sináptica** e reagem com a célula pós-sináptica para produzir um **potencial pós-sináptico**. O potencial pós-sináptico também é local e graduado. É observado apenas em uma faixa de alguns milímetros do local da terminação pré-sináptica e sua amplitude depende da quantidade de transmissores liberados. Há **potenciais pós-sinápticos excitatórios (PPSE)** e **potenciais pós-sinápticos inibidores (PPSI)**, dependendo se o potencial pós-sináptico torna a célula mais ou menos propensa a iniciar um potencial de ação. Se houver excitação suficiente para dominar qualquer inibição que possa estar ocorrendo, um potencial de ação será iniciado na célula pós-sináptica. Há muitas células pré-sinápticas terminando em cada neurônio pós-sináptico assim como vários transmissores diferentes nas diferentes sinapses. Esses transmissores, o mecanismo de liberação e os potenciais pós-sinápticos resultantes são discutidos no Cap. 6.

O potencial de ação no neurônio motor e a sinapse com a célula muscular são muito semelhantes aos casos anteriores. No microscópio óptico, a junção neuromuscular parece uma pequena placa; assim a junção freqüentemente é chamada de placa terminal e o potencial pós-sináptico de **potencial de placa terminal**. A junção neuromuscular difere da maioria das outras sinapses porque há apenas uma célula pré-sináptica, seu efeito é sempre excitatório e — nas pessoas sadias — é sempre grande o suficiente para iniciar um potencial de ação na célula muscular.

O potencial de ação muscular propaga-se ao longo da extensão da célula e para o interior por meio de pequenos **túbulos transversos**, cujas membranas são contínuas com a membrana da superfície. A excitação do potencial de ação está emparelhada com a contração muscular por processos descritos no Cap. 7, que também discute o controle das células cardíacas e do músculo liso.

O potencial de repouso, os potenciais geradores sensoriais, os potenciais de ação e os potencias sinápticos todos ocorrem por meio da abertura e fechamento dos **canais** nas membranas celulares. Esses canais são compostos de proteínas incrustadas na membrana e a abarcam conectando os espaços intracelulares e extracelulares. Cada uma tem um pequeno poro através do centro, que pode ser aberto ou fechado e é suficientemente grande para permitir que íons específicos fluam através dele e suficientemente pequeno para evitar que metabólitos e proteínas fluam para fora da célula. Há muitos canais e uma boa parte do Cap. 2 é dedicada à sua descrição. Eles em geral são nomeados em função do íon que passa através deles ou ao agente que faz com que abram.

Há três classes de canais que agem para produzir as alterações no potencial mostrado na Fig. 1.2. Todos esses canais serão discutidos individualmente no Cap. 2 e depois novamente no contexto dos vários potenciais no restante do livro.

Os **canais mecanossensíveis** são úteis nos sentidos do tato e da audição e para muitos proprioceptores que fornecem informações sobre a extensão do músculo, tensão muscular, posição da articulação, orientação e aceleração angular da cabeça e pressão arterial. Esses canais abrem quando a membrana da terminação sensorial é estendida, íons de sódio fluem através dos canais e o potencial da membrana muda.

Os **canais sensíveis à voltagem** são subjacentes a potenciais de ação. Eles abrem em resposta a uma alteração no potencial da membrana. Quando estão abertos, os íons fluem através deles e isso muda o potencial da membrana também. O potencial gerador ou os potenciais sinápticos dão início a esses canais e depois abrem os canais sensíveis à voltagem adjacentes restantes, o que causa a propagação e a qualidade estereotipada "tudo ou nada" dos potenciais de ação. Os potenciais de ação do musculoesquelético e nervo são produzidos pela ativação sucessiva dos canais de sódio sensíveis à voltagem, seguidos pelos canais de potássio sensíveis à voltagem. Também há canais de cálcio sensíveis à voltagem nas terminações nervosas pré-sinápticas. Quando o potencial de ação atinge o terminal pré-sináptico, esses canais de cálcio abrem-se e permitem que o cálcio entre na célula. O cálcio liga-se aos componentes intracelulares e inicia a liberação de transmissores sinápticos.

Os **canais quimiossensíveis** são responsáveis pelos potenciais sinápticos. Os transmissores ligam-se a esses canais, fazendo com que se abram. Há diferentes canais para diferentes transmissores e também diferentes canais para PPSE e PPSI. Os canais quimiossensíveis também são úteis para os sentidos químicos do olfato e do paladar. Também há canais que abrem ou fecham em resposta a substâncias químicas intracelulares como a adenosina trifosfato (ATP) ou os nucleotídios cíclicos, adenosina monofosfato cíclico (cAMP) ou guanosina monofosfato cíclico (cGMP). A visão é sustentada por uma série de reações onde a absorção da luz leva a uma redução do cGMP, que produz um fechamento dos canais cíclicos ligados ao nucleotídio (quimiossensível). Quando os íons de sódio param de fluir através desses canais, o potencial da membrana muda.

De um ponto de vista cibernético, a Fig. 1.2 indica que o corpo tem mecanismos para inserir informações, transmiti-las dentro do corpo, processá-las e promover a saída. Esse tipo de análise aparece freqüentemente na fisiologia. Muito do que será aprendido aqui pode ser dividido em várias etapas onde a saída de um processamento torna-se a entrada do próximo. Por exemplo, os potenciais geradores sensoriais são uma entrada para o potencial de ação — processo de geração e o potencial de ação é a entrada para o canal de cálcio sensível à voltagem, que permite que o cálcio entre no terminal pré-sináptico. Esse cálcio é a entrada para o processo de liberação do transmissor, e assim por diante.

CONTROLE

Embora a maior parte deste livro enfoque o isolamento de diferentes processos com o objetivo de analisá-los mais facilmente, uma compreensão do valor e do verdadeiro significado de cada qualidade fisiológica deve se referir a todo o organismo. Um tema recorrente em toda a fisiologia é a manutenção de um ambiente interno estável através da **homeostase**. Muitas propriedades internas (p. ex., temperatura corporal ou níveis sanguíneos de glicose) são homeostaticamente controladas por sistemas de controle de retroalimentação dentro de limites estreitos.

A homeostase é uma propriedade de muitos sistemas abertos complexos. O controle de retroalimentação é a principal característica de uma atividade organizada. Um sistema homeostático (p. ex., uma célula, o corpo, um ecossistema) é um sistema aberto que se mantém controlando muitos equilíbrios dinâmicos. O sistema mantém seu equilíbrio interno reagindo a alterações no ambiente com respostas de direção oposta àquelas que criaram o distúrbio. O equilíbrio é mantido pela **retroalimentação negativa**.

Talvez o sistema de controle de retroalimentação negativa mais familiar seja o termostato, que controla a temperatura de um quarto ou casa. Esse dispositivo mede a temperatura e compara-a com um ponto estabelecido, a temperatura que é desejada. Se a temperatura real for mais fria do que a desejada, envia-se um sinal para se promover algum calor, talvez ligando um aquecedor. Se a temperatura real for muito quente, o aquecedor será desligado e um ar-condicionado será ligado. O controle da temperatura corporal usa a contração muscular, ou tremor, para elevar a temperatura e a perspiração e sua evaporação para que a temperatura abaixe.

As etapas básicas (Fig. 1.3*A*) no controle de retroalimentação negativa de qualquer parâmetro mensurável são a mensuração por um **sensor, a comunicação** dessa medição a um **comparador**, fazendo a comparação e comunicando-a a um **efetor** que muda o parâmetro de interesse. A retroalimentação é chamada de negativa porque o sinal para o efetor reduz a diferença entre o valor medido e o valor desejado. No caso do termostato, isso pode ser feito fornecendo ou removendo calor, dependendo da necessidade no momento.

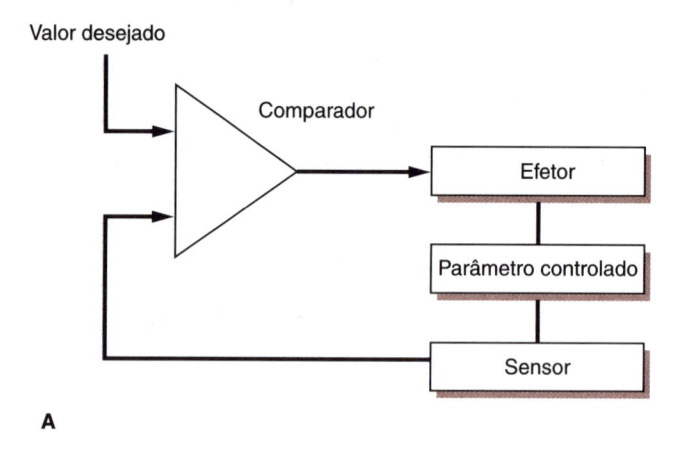

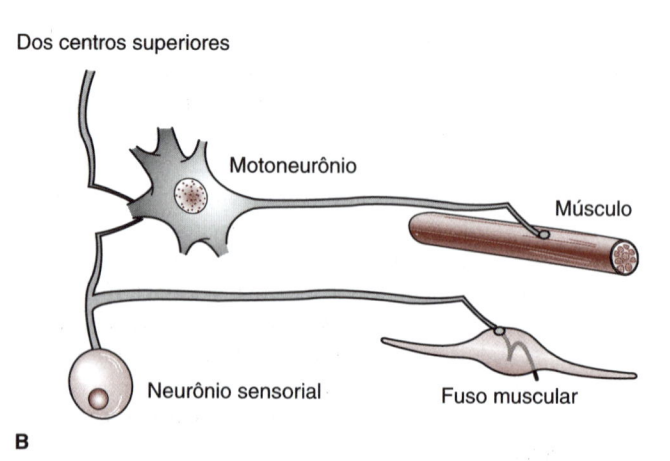

Fig. 1.3 Homeostase e controle de retroalimentação.

As três células na Fig. 1.2, dispostas como alça de retroalimentação negativa (Fig. 1.3B), representam o processo usado para controlar a extensão dos músculos, tanto para manter a postura como para conseguir o movimento em resposta a sinais do cérebro. Essa alça de retroalimentação pode ser facilmente demonstrada pelo **reflexo de estiramento** — isto é, o reflexo de extensão do joelho. Se o tendão patelar receber batidas leves, os músculos do quadríceps serão estendidos e isso será detectado pelos receptores do estiramento incrustados no músculo. Os canais mecanossensíveis abrirão mudando os potenciais da membrana naquelas terminações sensoriais que induzirão os potenciais de ação a se propagar através das raízes dorsais e dos terminais nervosos no corno ventral da medula espinhal. O transmissor será liberado, o que excitará o nervo que vai da medula para as raízes ventrais e de volta para as células do músculo quadríceps, onde o processo sináptico será repetido e o músculo irá encurtar para compensar o estiramento inicial. Quando o organismo quer mudar a extensão do quadríceps, o sinal do cérebro pode ser enviado através de uma célula na medula espinhal próxima ao neurônio motor que muda a extensão desejada para aquele músculo em particular. Também há sistemas de retroalimentação de ordem superior que controlam a contração organizada de muitos músculos para conseguir comportamentos complexos como o andar.

Você encontrará muitos sistemas de controle de retroalimentação negativa à medida que estudar fisiologia. Também há alguns sistemas de **retroalimentação positiva** sobre os quais é bom estar consciente. Um sistema de retroalimentação positiva é instável; o sinal a partir do sensor aumenta o efeito, que aumenta o sinal do sensor em um "ciclo vicioso", que está limitado apenas pela disponibilidade de recursos. Tome, por exemplo, uma explosão, onde o calor inflama uma substância química, que produz calor, que então inflama mais substância química até que toda a substância seja consumida. O curso ascendente do potencial de ação é governado por uma alça de retroalimentação positiva; isso é, responsável pela propriedade tudo ou nada dos potenciais de ação.

Seu estudo sobre a fisiologia será mais fácil se reconhecer os muitos exemplos de alças de retroalimentação negativa e identificar o sensor, o comparador, o efetor e as vias de comunicação, que podem ser neuroniais, hormonais ou celulares. O médico é auxiliado por uma compreensão desses mecanismos homeostáticos considerando os prejuízos do controle de retroalimentação. O tratamento apropriado para a perda do controle dependerá de que parte da alça de retroalimentação foi comprometida.

PONTOS-CHAVE

1 *A comunicação nas células excitáveis ocorre através de sinais elétricos em seu interior e através dos sinais químicos nas sinapses entre elas.*

2 *Há duas classes de sinais elétricos: aqueles que são locais e graduados e aqueles que são propagados e estereotipados, ou tudo ou nada.*

3 *Os transmissores químicos são liberados pré-sinapticamente e produzem um sinal elétrico na célula pós-sináptica.*

4 Três classes de canais iônicos produzem os sinais elétricos: canais mecanossensíveis, quimiossensíveis e sensíveis à voltagem.

5 A homeostase por controle de retroalimentação negativa é uma característica importante dos sistemas de vida.

6 Há três elementos básicos de uma alça de retroalimentação negativa: um sensor, um comparador, um efetor e dois elos de comunicação para conectá-los.

AUTO-AVALIAÇÃO

1.1 Nomeie três sinais elétricos diferentes nas células corporais. Para cada sinal, descreva duas qualidades que a distingam e a classe de canais da membrana que produz o sinal.

1.2 Desenhe uma alça de retroalimentação negativa e nomeie os componentes.

BIBLIOGRAFIA

Diogenes Laertius. *Lives of Eminent Philosophers.* Trans. R.D. Hicks. Cambridge, MA: Harvard University Press, 1990. http://classicpersuasion.org/pw/diogenes/

Wiener, Norbert. *Cybernetics, or Control and Communication in the Animal and Machine,* 2d ed. Cambridge, MA: MIT Press, 1965.

Membranas celulares 2

OBJETIVOS

▶ Descrever a composição molecular das membranas biológicas.
▶ Descrever as propriedades biofísicas funcionais das membranas biológicas.
▶ Descrever as classes de canais iônicos, sua estrutura molecular e propriedades biofísicas.
▶ Descrever a organização molecular, as propriedades, o controle e os papéis funcionais dos canais intercelulares.
▶ Descrever o movimento e o transporte de substâncias através das membranas biológicas por processos passivos.
▶ Descrever o movimento e o transporte de substâncias através das membranas biológicas por processos ativos.
▶ Descrever a importância fisiológica de dois exemplos de transporte ativo e dois exemplos de transporte passivo.
▶ Definir pressão osmótica.
▶ Calcular a osmolaridade de soluções simples.
▶ Calcular as mudanças na osmolaridade dos compartimentos corporais causadas pela ingestão de várias soluções simples.
▶ Descrever os mecanismos fisiológicos de regulação da osmolaridade.

Todas as células vivas possuem uma membrana de superfície que define seus limites e a conectividade entre os compartimentos intracelular e extracelular. As membranas celulares, cuja espessura é de cerca de 10 nm, consistem em uma **dupla camada lipídica** de 3 a 4 nm de espessura, no interior da qual estão inseridas diversas proteínas que podem se projetar em ambos os compartimentos. As membranas também delimitam as organelas intracelulares, incluindo o envoltório nuclear, o aparelho de Golgi, o retículo endoplasmático, as mitocôndrias e diversas vesículas. As proteínas respondem pelo transporte de moléculas específicas através das membranas e, portanto, controlam as diferentes soluções em ambos os lados. As proteínas também estabelecem uma comunicação através das membranas e ao longo da superfície da célula. Existem também proteínas que proporcionam um acoplamento mecânico entre células.

LIPÍDIOS

Os lipídios das membranas consistem, em sua maioria, em **glicerofosfolipídios**, que são constituídos por um arcabouço de glicerol com dois de seus três grupos –OH esterificados por ácidos graxos, e o terceiro esterificado a um grupo fosfato que, por sua vez, é esterificado a uma pequena molécula que dá o seu nome à molécula completa (Fig. 2.1). Os glicerofosfolipídios mais comuns são a **fosfatidilcolina** (PC), a **fosfatidiletanolamina** (PE) e a fosfatidilserina (PS). As membranas também contêm **fosfatidilinositol** (PI), que desempenha um importante papel no processo de sinalização no interior do citoplasma. Convém observar que a PS e o PI possuem uma carga negativa efetiva. As membranas celulares dos animais também contêm esfingolipídios, incluindo o fosfoesfingolipídio, a **esfingomielina**, que possui duas cadeias acil e uma cabeça de colina ligada a fosfato fixada a um arcabouço de serina, e glicoesfingolipídios, que possuem açúcares na região da cabeça. As membranas também contêm **colesterol**, que possui uma estrutura de anel esteróide.

Todos esses lipídios são **anfipáticos**, visto que possuem grupos **hidrofílicos** ou "amantes da água" na porção da cabeça e caudas acil **hidrofóbicas** ou que "temem a água". O grupo –OH do colesterol é hidrofílico, enquanto o restante é hidrofóbico. O efeito hidrofóbico surge da ausência de interações de hidrocarbonetos com a água e da forte atração que a água tem por si própria. Por conseguinte, quando colocados em ambiente aquoso, esses lipídios organizam-se espontaneamente em vesículas fechadas com membrana de dupla camada. Os detergentes também são

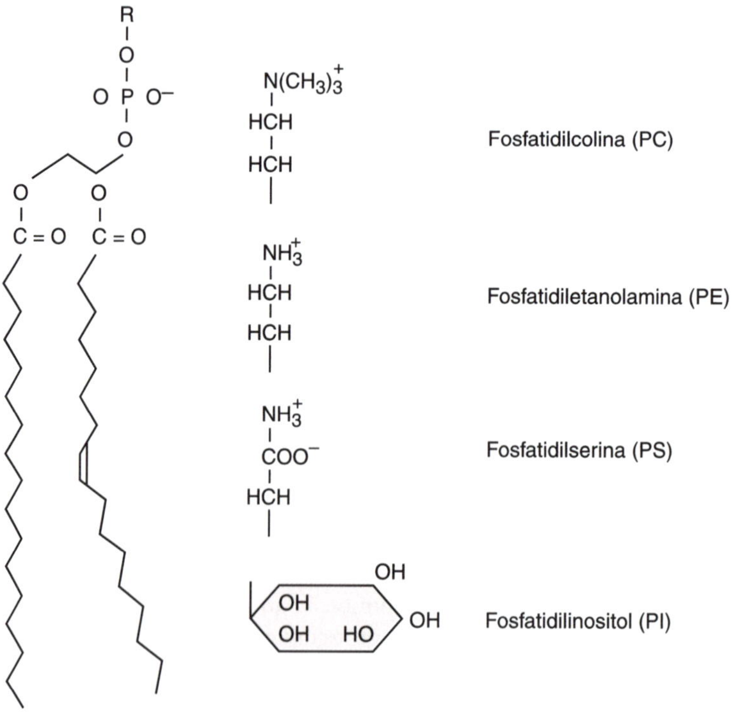

Fig. 2.1 Glicerofosfolipídios.

moléculas anfipáticas; entretanto, como possuem apenas uma única cadeia acil, os detergentes organizam-se em micelas ou esferas com as caudas hidrofóbicas voltadas para o interior. Os detergentes podem ser utilizados para destruir as membranas lipídicas e extrair proteínas inseridas nos lipídios.

Os lipídios são relativamente livres para sofrer difusão lateral dentro do plano da membrana; todavia, com exceção do colesterol, não tendem a **deslocar-se** (*flip-flop*) de uma metade da dupla camada para a outra em virtude da hidrofobicidade dos grupos que compõem a região da cabeça. A dupla camada é assimétrica: os fosfolipídios que contêm colina, PC e esfingomielina, situam-se na metade externa, enquanto os fosfolipídios que contêm amino, PE e PS, encontram-se na metade interna. Além disso, os glicoesfingolipídios localizam-se na metade não-citoplasmática, enquanto o PI está voltado para o citoplasma. A disposição assimétrica é produzida quando ocorre montagem das membranas no retículo endoplasmático. Os fosfolipídios são sintetizados e inseridos no lado citoplasmático da membrana; a seguir, uma **translocase de fosfolipídios** ou **"flipase"** transfere a PC para o lado não-citoplasmático. A esfingomielina e os glicoesfingolipídios são produzidos no aparelho de Golgi, no lado não-citoplasmático.

A difusão lateral ou fluidez da membrana é facilitada pela presença de insaturação ou duplas ligações nas caudas de hidrocarbonetos. Isso forma uma dobra na cauda e, portanto, um acondicionamento mais frouxo. Nas concentrações geralmente encontradas nas membranas biológicas, o colesterol diminui a fluidez em virtude de sua estrutura em anel rígida. As regiões da cabeça dos glicoesfingolipídios tendem a associar-se entre si, reduzindo a fluidez. As interações entre lipídios e proteínas também podem reduzir a fluidez. Existem microdomínios de colesterol-esfingolipídios, ou **"balsas lipídicas"**, envolvidos no tráfego intracelular de proteínas e lipídios.

PROTEÍNAS

As **proteínas intrínsecas** da membrana asseguram o movimento seletivo de íons e de pequenas moléculas de um lado ao outro da membrana, recebem a comunicação de um **ligante** em um dos lados da membrana e transmitem um sinal ao outro lado, e proporcionam uma ligação mecânica para outras proteínas em ambos os lados da membrana. As proteínas que deslocam materiais através da membrana podem ser funcionalmente classificadas em **canais**, **bombas** e **transportadores**. Os canais podem ser específicos e podem abrir-se ou fechar-se; entretanto, quando abertos, facilitam o movimento de materiais apenas abaixo de seus **gradientes eletroquímicos**. Os canais iônicos controlam o fluxo de corrente elétrica através da membrana. As bombas respondem pelo movimento de íons acima de seu gradiente eletroquímico à custa do consumo de ATP. As bombas mantêm os gradientes que permitem aos canais e transportadores desempenhar as suas funções. Os transportadores podem ligar o movimento de duas (ou mais) substâncias e podem deslocar uma delas acima de seu gradiente, por meio do deslocamento da outra abaixo de seu gradiente.

Uma proteína é o produto da tradução de um gene; trata-se de uma seqüência ligada e dobrada de alfa-aminoácidos selecionados entre 20 possíveis cadeias laterais diferentes. A ligação peptídica entre os aminoácidos –CO–NH– possui uma transconformação planar; ocorre dobramento de acordo com os ângulos de torção entre o grupo amino e o carbono alfa (ϕ) e entre o carbono alfa e o grupo carboxila (Ψ). A ponte de hidrogênio entre o oxigênio carbonil de uma ligação e o quarto hidrogênio amino subseqüente favorece uma estrutura secundária α-helicoidal dextrógira com 3,6 resíduos por volta, um diâmetro de arcabouço de cerca de 0,6 nm e uma translação ao longo do eixo da hélice de 0,15 nm por resíduo ou um passo de 0,54 nm. Quando vistos com a extremidade aminoterminal no ápice, todos os grupos carbonila estão voltados para cima, e todos os grupos aminos, para baixo. As cadeias laterais projetam-se a partir da hélice.

Uma estrutura secundária mais extensa, a lâmina beta, pode ser estabilizada por pontes de hidrogênio entre grupos carboxi e amino alternados em filamentos separados. Cada filamento é uma lâmina preguesa com deslocamento de 0,35 nm por resíduo. Os grupos carbonila estão dirigidos perpendicularmente aos eixos do filamento, conectando os filamentos, enquanto os resíduos apontam perpendicularmente para a lâmina nos lados alternados de cada resíduo.

A conformação ou estrutura terciária da proteína é a relação tridimensional de todos os seus átomos. As proteínas possuem regiões de várias estruturas secundárias conectadas por fixadores com estrutura menos facilmente caracterizada. As proteínas discutidas neste livro apresentam, em sua maioria, mais de uma conformação. Por exemplo, um canal pode estar aberto ou fechado. As estruturas secundárias locais não se modificam acentuadamente durante essas alterações conformacionais; na verdade, ocorre mudança na relação entre as porções maiores da molécula.

Existe também um nível supermolecular ou quaternário de organização. Alguns canais são constituídos de uma única cadeia polipeptídica, enquanto outros são compostos de quatro a seis cadeias. Muitos canais também possuem proteínas acessórias que modulam suas funções. Além disso, a matriz lipídica impõe restrições estruturais às proteínas inseridas.

Em geral, as proteínas são anfipáticas e possuem regiões que são mais hidrofóbicas ou mais hidrofílicas, dependendo da natureza das cadeias laterais. As proteínas de membrana discutidas aqui possuem um ou mais segmentos alfa-helicoidais **transmembrana** (TM), estando as cadeias laterais hidrofóbicas em contato com o hidrocarboneto do lipídio. Se mais de uma hélice estiver envolvida, é possível haver resíduos hidrofóbicos voltados para o lipídio e outros grupos voltados um para o outro nas porções mais internas da proteína. O padrão geral faz com que a proteína atravesse a membrana várias vezes, com alças intracelulares e extracelulares entre os segmentos TM. Existe também uma região N-terminal antes do primeiro segmento e uma região C-terminal depois do último segmento. A região N-terminal pode estar situada em qualquer um dos lados, porém a região C-terminal é habitualmente citoplasmática. Uma ou ambas as regiões terminais podem ser muito grandes em comparação com as regiões transmembrana.

Ocorre dobramento transmembrana quando a proteína é sintetizada no retículo endoplasmático (RE). As porções não-citoplasmáticas da proteína podem ser glicosiladas no aparelho de Golgi antes de sua inserção na membrana de superfície. A montagem das subunidades também pode ocorrer no RE ou no aparelho de Golgi.

Para a maioria das proteínas de membrana, apenas a sua seqüência primária é conhecida. A estrutura secundária pode ser deduzida por análise de sua seqüência. A presença de supostas hélices hidrofóbicas de comprimento suficiente é sugerida como segmento TM. É possível inferir uma topologia ou padrão de alças e segmentos TM; essa pressuposição foi testada no caso de muitas proteínas mediante preparação de anticorpos dirigidos contra as supostas porções extracelulares. A análise de seqüência de genomas completos sugere que cerca de 20% das proteínas contêm um ou mais segmentos TM e são, portanto, proteínas de membrana.

Apenas algumas das proteínas de membrana foram cristalizadas e submetidas a análise por difração de raios X. Esses cristais devem incluir moléculas de lipídios ou detergentes para suprir as necessidades hidrofóbicas dos segmentos TM. As estruturas estudadas consistem, em sua maioria, em proteínas bacterianas que foram geneticamente modificadas para aumentar a cristalização. A constatação de uma forte homologia de seqüência entre a molécula cristalizada e parte da proteína humana é considerada como indicação de que ambas possuem estrutura semelhante.

São encontradas inúmeras variedades de canais, bombas, transportadores, receptores e moléculas de adesão celular, que desempenham muitas funções. As cinco seções a seguir irão descrever a taxonomia e anatomia de exemplos de cada uma dessas classes funcionais. Pode ser conveniente voltar a consultar esta seção durante a leitura da última parte deste capítulo, bem como das seções dos outros capítulos deste livro que descrevem o papel dessas moléculas nos processos fisiológicos.

CANAIS

No capítulo anterior, os canais foram diferenciados pelo seu método de abertura. Esses canais descritos incluíram canais mecanossensíveis envolvidos em processos sensoriais, canais sensíveis à voltagem envolvidos na propagação do potencial de ação, e canais quimiossensíveis envolvidos na transmissão sináptica. Existem também canais que estão habitualmente abertos, como os canais que mantém o potencial em repouso, os canais de água e os canais intercelulares especializados, que conectam o citoplasma de uma célula com o de outra célula. Esta seção irá descrever alguns canais que sustentam vários processos celulares discutidos posteriormente neste livro. O assunto não é exaustivo; muitos canais e muitas classes de canais não serão mencionados. Os canais iônicos encontram-se em sua "idade de ouro". A eletrofisiologia e a biologia molecular e estrutural estão revelando algumas proteínas de membrana fascinantes e admiráveis.

Muitos canais iônicos são seletivos e receberam o seu nome de acordo com o íon que passa por eles. O primeiro canal que foi cristalizado é o canal de potássio do potencial de repouso, também conhecido como **canal de potássio retificador** internamente dirigido ou K_{ir}. A razão dessa designação é discutida no próximo capítulo, juntamente com a sua função. O K_{ir} é um tetrâmero com quatro subunidades idênticas dispostas em simetria radial e com um poro permitindo o fluxo de íons no eixo (Fig. 2.2A). Cada monômero possui dois segmentos TM com uma **alça P** extracelular interposta (Fig. 2.2B; ver também Fig. 2.3, segmentos 5 e 6). As quatro alças P mergulham de volta na membrana e juntas formam o revestimento de um poro que se estende por cerca de um terço de seu trajeto através da membrana. Esse poro deságua em uma cavidade intramembrana maior, que se comunica com o espaço citoplasmático. As oito hélices formam uma parede para a cavidade e também circundam as alças P inseridas. As hélices TM formam uma estrutura cônica, cujo vértice está voltado para o citoplasma.

A seletividade do poro para a passagem de íons potássio depende da presença de aminoácidos específicos que formam o revestimento. VGYGD é a seqüência de assinatura do canal de K (Fig. 2.2C); foi encontrada nos canais de K de mais de 200 organismos. Essa porção da molécula proporciona o filtro de seletividade pela sua propriedade de aceitar íons K^+ e excluir outros íons. O poro é revestido pelos grupos de oxigênio carbonila, que estão na mesma relação entre si do que o oxigênio das moléculas de água que coordenam os íons K^+ em solução, devido à sua carga elétrica

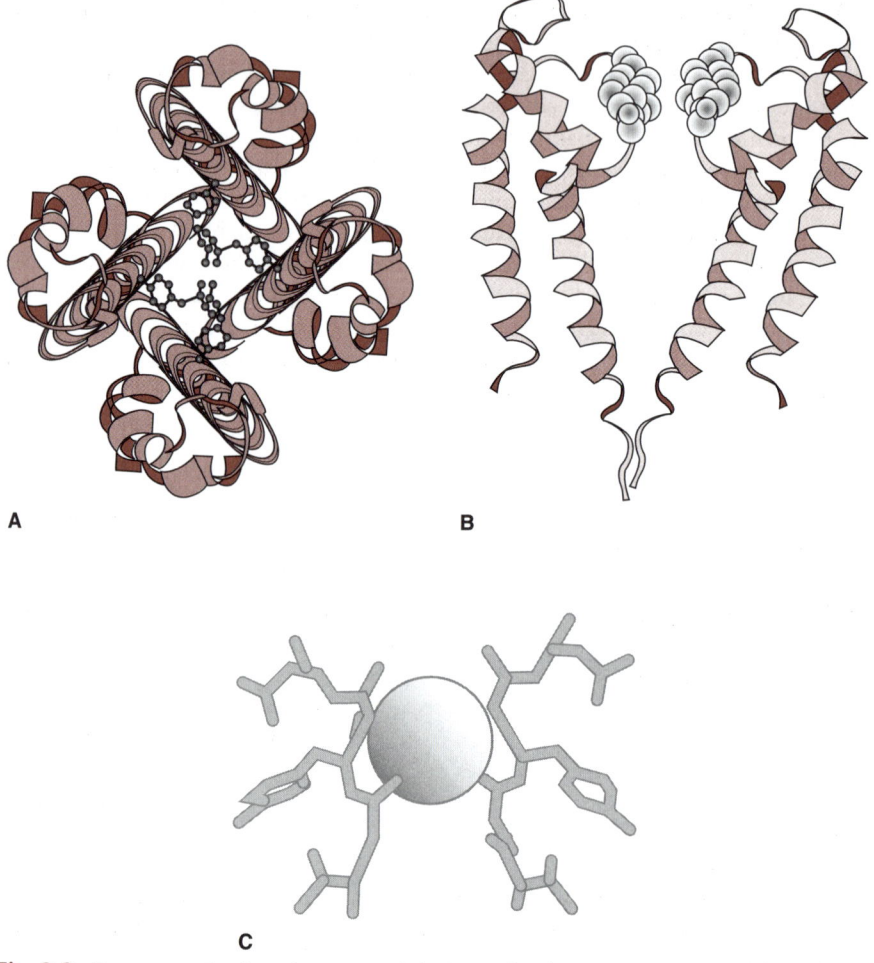

Fig. 2.2 Estrutura cristalina de um canal de K⁺ retificador internamente dirigido (K_{ir}). **A.** Vista superior de uma representação em estrutura de fitas, com as seqüências GYG indicadas através de bastões e bolas (1bl8). **B.** Vista lateral com dois monômeros removidos; a seqüência GYG é uma representação espacial (1jvm). **C.** Vista detalhada de duas seqüências VGYGD e um íon (1jvm). (Os símbolos entre parênteses mostram a identificação do Protein Data Bank.)

positiva e à eletronegatividade do oxigênio. A Fig. 2.2*C* mostra dois dos oxigênios de coordenação de glicinas logo abaixo das tirosinas. Os íons com diferentes cargas ou raios irão coordenar a água de modo diferente e, por isso, será menos provável que os íons K⁺ abandonem a água e penetrem no canal de K⁺.

A Fig. 2.2 representa, supostamente, um canal de K_{ir} fechado. A estrutura de outro canal de 2-TM procariótico foi estabelecida; suas hélices internas estão inclinadas e desdobradas, criando uma ampla entrada. Esse segundo canal de K_{ir} responde a íons Ca^{2+} em seu lado intracelular, aumentando a sua probabilidade de abertura. O Ca^{2+} liga-se ao regulador do domínio de condutância do K (RCK) na parte C-terminal da proteína, não ilustrado na Fig. 2.2, induzindo uma alteração conformacional que

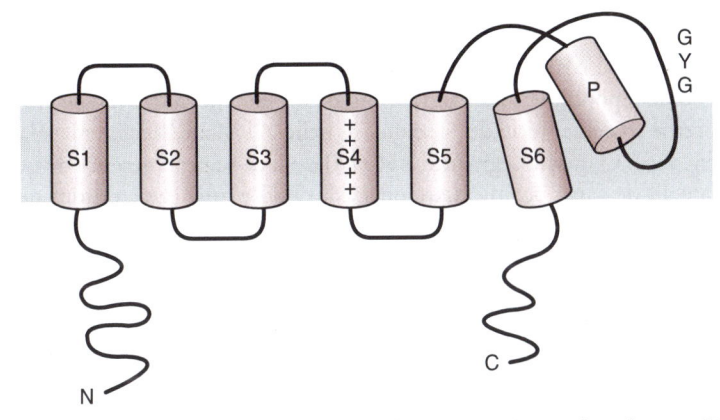

Fig. 2.3 Topologia de um monômero de canais de K dependentes de voltagem (K_V).

desdobra as hélices internas. O Ca^{2+} e os nucleotídios cíclicos aumentam a probabilidade de abertura de alguns outros canais de 2-TM e 6-TM através de um mecanismo semelhante.

Existem oito subfamílias de canais de K_{ir} de 2-TM no genoma humano. Várias dessas subfamílias são importantes na eletrofisiologia cardíaca. O $K_{ir}2$ (ou I_{K1}) é o retificador original internamente dirigido descoberto no músculo cardíaco; é responsável pela manutenção do potencial de repouso. Os canais $K_{ir}3$ abrem-se através de receptores acoplados à proteína G; no coração, são conhecidos como K_{ACh}. Os canais $K_{ir}6$ abrem-se quando ocorre elevação da relação ADP/ATP. No coração, são designados como K_{ATP}.

Canais mecanossensíveis (mecanorreceptores)

Os canais mecanossensíveis (mecanorreceptores) formam uma classe distinta de canais estruturalmente não-relacionados, que desempenham numerosas funções diferentes em diferentes células. A mecanossensibilidade (mecanorreceptividade) é importante para o tato e a audição, bem como para a propriocepção, fornecendo informações sobre a posição, a orientação, a velocidade e a aceleração do corpo e suas partes. Os canais estão associados a moléculas e estruturas celulares acessórias que amplificam suas funções específicas. As células não sensoriais somáticas também respondem ao estresse mecânico sem levar a informação ao sistema nervoso — por exemplo, para compensar o intumescimento osmótico ou para modular a secreção ou a contração. Os organismos unicelulares que nadam, quando se deparam com uma barreira, podem responder ao inverter a sua direção. As bactérias possuem canais mecanossensíveis (mecanorreceptores) capazes de responder a mudanças súbitas no ambiente osmótico, atuando como valva de segurança.

Muitos canais mecanossensíveis (mecanorreceptores) consistem em canais catiônicos relativamente não-seletivos. Alguns desses canais são muito grandes e permitem a passagem de eletrólitos e pequenos metabólitos, mas não de proteínas, através da membrana. As duas estruturas que foram estabelecidas são bacterianas. Uma delas é um homopentâmero, contendo, cada uma das subunidades, duas hélices TM. A outra estrutura é um heptâmero, em que cada subunidade contém três hélices TM. Trata-se de duas estruturas maravilhosas, mas que não elucidaram as numerosas outras formas de canais mecanossensíveis (mecanorreceptores).

Canais sensíveis à voltagem

Os canais de K sensíveis à voltagem (K_V) são responsáveis pelo retorno ao estado de repouso, levando ao término de um potencial de ação. O K_V possui um cerne semelhante ao do K_{ir} e quatro hélices TM adicionais em cada subunidade (ver Fig. 2.3). O quarto segmento TM (S4) destaca-se pela presença de quatro a oito cadeias laterais de carga positiva (Arg ou Lys). O S4 é uma característica de assinatura dos canais sensíveis à voltagem. Acredita-se que constitui o sensor de voltagem que se desloca em direção à superfície extracelular quando o potencial de membrana modifica-se, produzindo as alterações conformacionais que levam à abertura do canal. Existem nove subfamílias de canais K_V e várias subfamílias de canais 6-TM, incluindo os canais K ativados pelo Ca, os canais ativados por hiperpolarização, que são importantes na atividade marca-passo do coração, e os canais regulados por nucleotídios cíclicos. As últimas duas famílias consistem em canais catiônicos não-seletivos.

Foi estabelecida a estrutura de um canal K_V procariota. Todavia, há controvérsias nesse campo, quanto ao significado dessa estrutura, visto que não parece estar em concordância com muitos experimentos eletrofisiológicos mutacionais. A descrição no parágrafo anterior é geral o suficiente para cobrir todos os aspectos dessa controvérsia.

Os canais de Na sensíveis à voltagem (Na_V) são responsáveis pela fase ascendente do potencial de ação e sustentam a sua propagação. Os canais de Ca sensíveis à voltagem (Ca_V) acoplam as alterações do potencial de membrana com um aumento na concentração intracelular de Ca, que atua como segundo mensageiro no controle de uma variedade de processos intracelulares. Os canais Na_V e Ca_V possuem uma estrutura semelhante aos canais K_V, exceto que consistem em moléculas simples maiores que incorporam quatro domínios, tendo, cada um deles, segmentos 6-TM ligeiramente diferentes (Fig. 2.4). Os filtros de seletividade possuem quatro paredes diferentes. O canal de Ca_V apresenta quatro glutamatos característicos (EEEE) no revestimento do poro, um em cada domínio. O canal de Na_V exibe um padrão DEKA nas quatro paredes de seu poro. Essas cadeias laterais precisam estar expostas ao lúmen do poro. A seletividade do canal é determinada pelas cargas elétricas expostas ao lúmen e pelo tamanho do poro.

Canais quimiossensíveis

Existem muitos canais quimiossensíveis ou regulados por ligantes diferentes. Esses canais controlam o fluxo de íons e, portanto, geram sinais elétricos em resposta a substâncias químicas específicas, como a acetilcolina (ACh), o glutamato ou ATP. Podem ser agrupados em três superfamílias distantes, de acordo com a estequiometria e a topologia de membrana de suas subunidades. Muitos foram inicialmente descobertos em farmacologia quando foi constatado que certos compostos, denominados **agonistas**, produziam correntes de membrana ou alteravam a atividade elétrica das células e de outros compostos, enquanto os **antagonistas** eram capazes de bloquear esses efeitos. Para algumas correntes induzidas por agonistas, o ligante conecta-se à mesma molécula que contém o poro. Trata-se dos canais regulados por ligantes, que algumas vezes são denominados receptores de ligantes **ionotrópicos** para distingui-los dos receptores de ligantes **metabotrópicos**, em que o ligante conecta-se a um **receptor acoplado à proteína G** (GPCR) e deflagra uma cascata bioquímica, que pode incluir a abertura de outros canais, como, por exemplo K_{ACh}, descrito anteriormente.

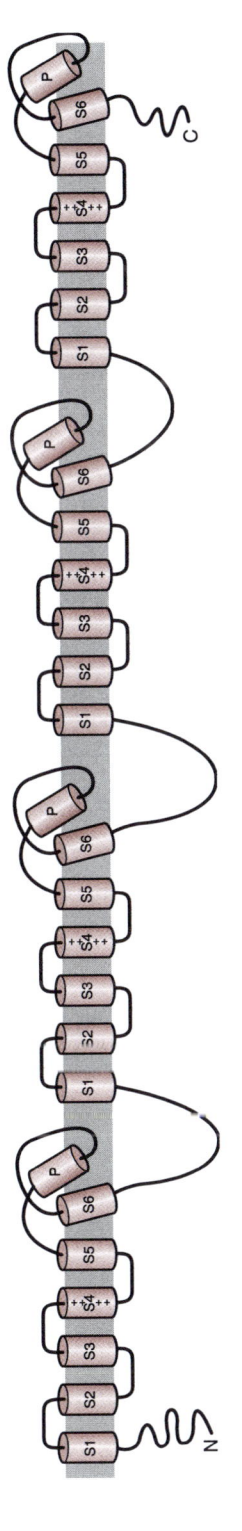

Fig. 2.4 Topologia dos canais de Na dependentes de voltagem (Na$_V$).

Os canais receptores de ACh (AChR) são denominados AChR **nicotínicos** ou nAChR. O termo *nicotínico* indica que esses receptores ligam-se à nicotina, que também determina a abertura dos canais. Os nAChR diferenciam-se dos AChR **muscarínicos**, que não são canais, porém GPCR. Os nAChR são encontrados nas membranas pós-sinápticas nas junções neuromusculares esqueléticas, bem como nos sistemas nervosos autônomo e central.

Os nAChR mais extensamente estudados são pentâmeros heteroméricos (Fig. 2.5). Os monômeros apresentam, cada um, quatro segmentos TM e uma grande região N-terminal extracelular. Na junção neuromuscular, o nAChR possui duas subunidades alfa, com locais de ligação de ACh na interface entre as subunidades, a uma considerável distância da membrana lipídica. A ligação da ACh induz uma alteração conformacional que abre o poro formado no nível da membrana lipídica e revestido pelo segundo segmento TM de cada uma das cinco subunidades monoméricas. Os canais abertos são altamente permeáveis ao Na e ao K, ligeiramente permeáveis ao Ca e impermeáveis aos ânions. Não são tão seletivos quanto os canais K_{ir} ou canais

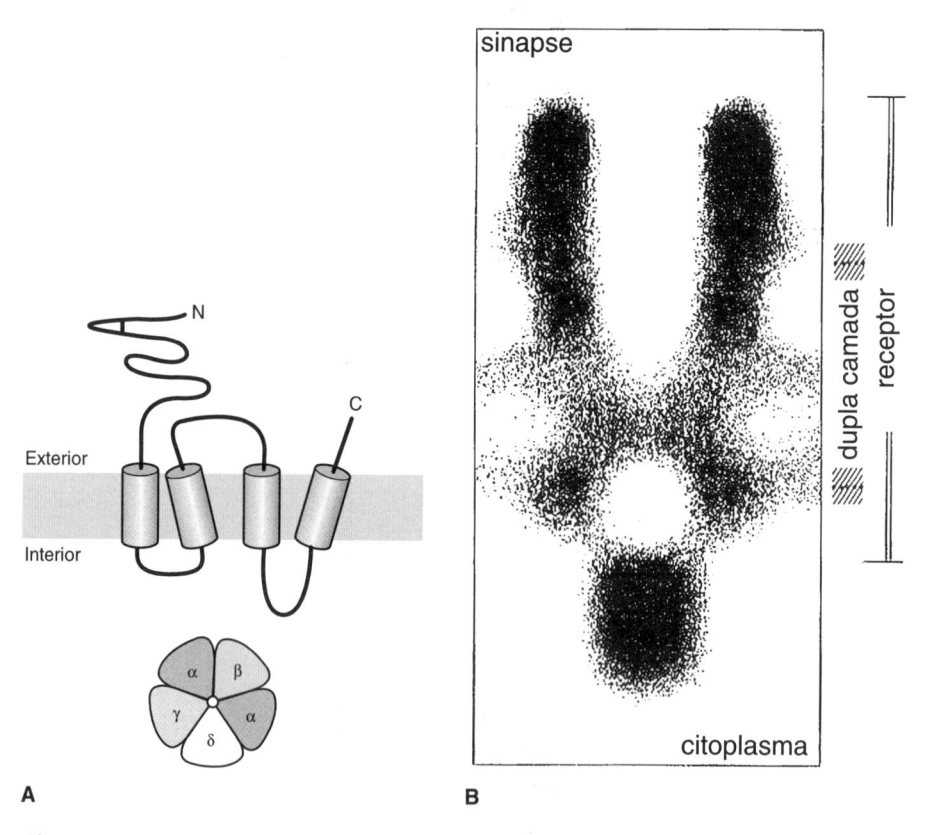

Fig. 2.5 **A.** Topologia de um monômero dos canais receptores nicotínicos de acetilcolina (nAChR), com vista superior mostrando a disposição dos cinco monômeros. **B.** Vista lateral do canal. (**B** é de Toyoshima C, de Unwin N. Ion channel of acetylcholine receptor reconstructed from images of postsynaptic membranes. *Nature* 1988;336:247-250, com autorização.)

sensíveis à voltagem. Do ponto de vista funcional, a permeabilidade ao Na é mais importante, conforme discutido no Cap. 6.

Os receptores pós-sinápticos no SNC para a glicina (glyR), o ácido gamaminobutírico (GABA$_A$R) e a serotonina (5HT$_3$R) exibem uma arquitetura pentamérica, embora alguns sejam homoméricos, como uns nAChR. Os glyR e GABA$_A$R são seletivamente permeáveis a ânions e produzem potenciais pós-sinápticos inibitórios (PPSI). Os 5HT$_3$R são seletivos para cátions, à semelhança dos nAChR, e produzem potenciais pós-sinápticos excitatórios (PPSE).

Os canais de PPSE mais comuns no SNC são receptores de glutamato (gluR), que apresentam uma arquitetura (Fig. 2.6) que lembra uma molécula K$_{ir}$ invertida, com segmentos TM adicionais. Os gluR são tetrâmeros heteroméricos, com três TM por subunidade. Possuem uma grande região extracelular com quatro locais de ligação de glutamato e uma alça P voltada para o citoplasma. Vários gluR funcionalmente distintos são discutidos de modo mais pormenorizado no Cap. 6. Todos são seletivos para cátions; alguns permitem a entrada de Ca, enquanto outros não o fazem.

Pouco se sabe a respeito da arquitetura dos canais sensíveis ao ATP, exceto que difere claramente daquela dos nAChR e gluR. O P2XR apresenta dois TM por subunidade, porém o número de subunidades por canal não é conhecido. "P" refere-se à sensibilidade à purina; a adenina é uma purina. P2 os diferencia dos receptores P1, que são sensíveis à adenosina e que atuam através da adenililciclase. Os receptores P1 são freqüen-

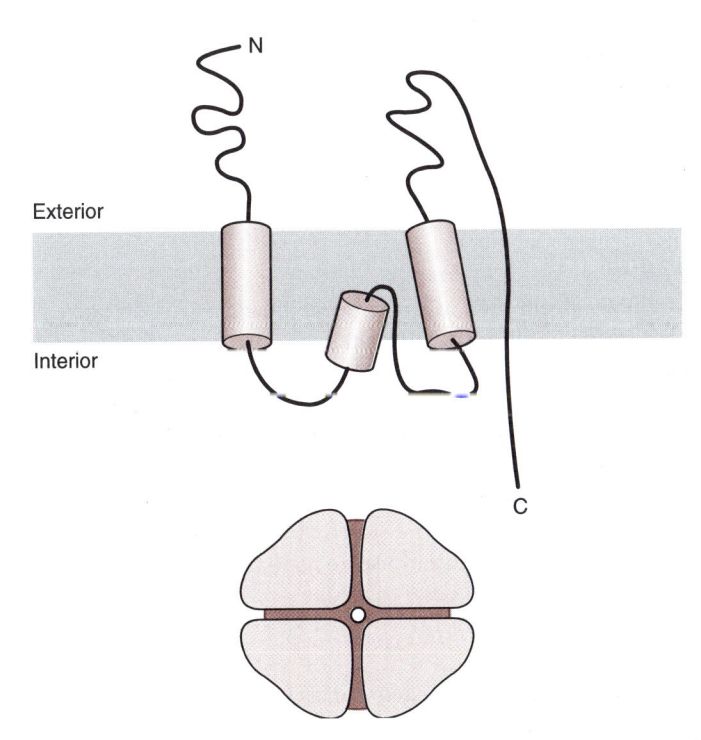

Fig. 2.6 Topologia de um monômero dos canais do receptor de glutamato (gluR), com vista superior mostrando a disposição dos quatro monômeros.

temente designados como receptores A (A indicando adenosina); trata-se de GPCR. A cafeína é um antagonista de alguns dos receptores A. Os receptores P2 preferem o ADP ou o ATP à adenosina. Os P2XR são canais, enquanto os P2YR são GPCR. Os **receptores purinérgicos** são mais bem conhecidos como reguladores do fluxo sanguíneo nos tecidos; além disso, foram também implicados diversos processos sensoriais.

Duas outras famílias de canais são constituídas por canais quimiossensíveis, mas também apresentam membros importantes sem ligantes conhecidos. São a família do **canal de sódio epitelial** (ENaC) e a família do **receptor de IP$_3$** (IP$_3$R).

Os ENaC são importantes na reabsorção de sódio da urina em formação nos túbulos do néfron. Acredita-se que os ENaC sejam tetrâmeros heteroméricos, apresentando, cada um, dois segmentos TM. Esses canais não são dependentes de voltagem. Sabe-se que são regulados por controle de sua inserção e remoção da membrana, e alguns pesquisadores suspeitam da existência de um ligante desconhecido para esse canal. Existem canais estruturalmente relacionados com invertebrados que possuem ligantes conhecidos.

Os IP$_3$R e os **receptores de rianodina (RyR)** relacionados são encontrados na membrana do retículo endoplasmático. Quando abertos, permitem a liberação de Ca do retículo endoplasmático. O **trifosfato de inositol (IP$_3$)** é um segundo mensageiro produzido pela ação da fosfolipase C (PLC) sobre o lipídio de membrana, o fosfatidilinositol, que foi previamente fosforilado para constituir o PIP2. Os RyR também controlam a liberação de cálcio, primariamente no músculo, do retículo sarcoplasmático. A rianodina refere-se a uma toxina que abre parcialmente esses canais. Os RyR são abertos por uma interação direta com um canal Ca$_V$ modificado no musculoesquelético e pelo Ca intracelular no músculo cardíaco. A função dos IP$_3$R e dos RyR é discutida de modo mais pormenorizado no Cap. 7.

Os RyR são homotetrâmeros com uma enorme região N-terminal citoplasmática de 20 nm de diâmetro. O peso molecular total do tetrâmero é de mais de 2 milhões, ou seja, cerca de 10 vezes maior que os canais Na$_V$ ou K$_V$. Os canais dos IP$_3$R também são homotetrâmeros, cujo tamanho é aproximadamente metade do tamanho dos RyR. Foi deduzido que os IP$_3$R possuem seis segmentos TM por monômero, enquanto os RyR apresentam quatro a doze.

Canais de água

Algumas células exigem uma maior permeabilidade a água do que a proporcionada pela dupla camada lipídica. Os eritrócitos, que precisam modificar rapidamente a sua forma para atravessar os capilares estreitos, e algumas células epiteliais, mais notavelmente no rim, possuem canais de água especializados ou **aquaporinas (AQP)**, que permitem a passagem de água, porém excluem a de íons. As AQP são encontradas como tetrâmeros com quatro poros funcionais, um em cada subunidade. As subunidades apresentam seis segmentos TM e duas regiões semelhantes à alça P dos canais K$_V$. Uma das alças está voltada para a superfície extracelular, enquanto a outra está voltada para o citoplasma, encontrando-se no meio da membrana. A função das AQP e dos ENaC é discutida no final deste capítulo.

Canais intercelulares

Na maioria dos tecidos, existem canais que estabelecem uma conexão entre o citoplasma de uma célula e o citoplasma da célula contígua. As exceções são representadas pelas células livres que circulam no sangue e pelas células musculoesqueléticas. Esses canais são encontrados, em sua maioria, entre células do mesmo tipo; entretanto, existem algumas células de tipos diferentes que apresentam junções. A princípio, esses canais foram detectados eletricamente pela demonstração da passagem de corrente de uma célula para outra por meio de uma sinapse elétrica. Posteriormente, foram associados a uma estrutura anatômica denominada junção comunicante (*gap junction*), assim designada pela sua aparência em micrografias eletrônicas. Na realidade, essa lacuna (*gap*) é atravessada por conjuntos equivalentes e proteínas de cada célula, observando-se a presença de até milhares de canais intercelulares por cada junção comunicante.

Cada canal intercelular é constituído por dois **hemicanais**, um de cada célula (Fig. 2.7). São denominados **conexonas**. O hemicanal é um hexâmero homomérico ou heteromérico de proteínas, denominadas **conexinas**. Existem mais de 15 conexinas diferentes com pesos moleculares entre 25 e 50 K. Todas apresentam quatro segmentos TM e duas alças extracelulares, e suas extremidades N e C terminais encontram-se no citoplasma. Algumas conexinas, mas nem todas, podem formar canais híbridos, unindo diferentes hemicanais nas duas células.

O poro é muito maior do que os canais iônicos descritos anteriormente. Apresenta cerca de 1,2 nm e mostra-se permeável a ânions, cátions e pequenos metabólitos, bem como a segundos mensageiros, como ATP, cAMP ou IP_3, porém não é permeável a

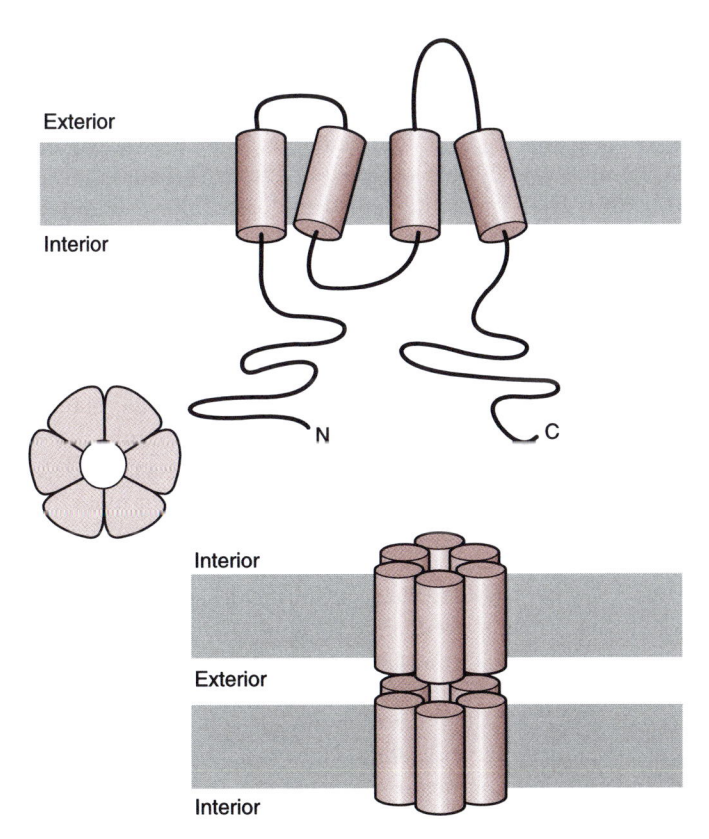

Fig. 2.7 Topologia da conexina, um monômero dos canais intercelulares; vista superior mostrando a disposição dos seis monômeros em um hemicanal, e vista lateral mostrando duas membranas celulares com hemicanais alinhados.

proteínas. Experimentalmente, o poro é permeável a moléculas com pesos moleculares abaixo de 1.000. Os canais intercelulares permitem que as células em um tecido possam operar de modo coordenado.

Se houver lesão de uma célula, ela pode fechar seus canais intercelulares que estabelecem uma comunicação com as células contíguas, impedindo, assim, a perda de pequenas moléculas do tecido. O estabelecimento dessa comporta é controlado pelo Ca^{2+} intracelular, H^+ ou por voltagem transjuncional. Diferentes conexonas possuem uma sensibilidade relativamente diferente a essas três alterações. O estabelecimento de uma comporta também pode ser induzido por octanol e anestésicos, como o halotano.

BOMBAS

Os íons deslocam-se através das membranas celulares por intermédio de canais, bombas e transportadores. Esses três mecanismos são fundamentalmente distintos, e o estudante deve estar atento para não confundi-los. Os canais permitem o deslocamento de íons abaixo de seu gradiente eletroquímico. As bombas criam e mantêm esses gradientes, permitindo o movimento de íons acima do seu gradiente, à custa de ATP. Os canais utilizam esses gradientes para produzir os vários sinais elétricos. Os transportadores também utilizam um ou mais gradientes; o movimento de um íon abaixo de seu gradiente (freqüentemente Na) está acoplado ao movimento de outra substância acima do seu gradiente. Pelo fato de consumirem ATP, as bombas são freqüentemente designadas como ATPases.

Serão descritas quatro bombas de modo mais detalhado: a bomba de Na/K, a bomba de Ca e dois tipos de bomba de prótons. Três dessas bombas são denominadas bombas tipo P, uma vez que são autofosforiladas durante o ciclo de reação, ou bombas E1-E2, visto que possuem dois estados conformacionais principais. A outra bomba de prótons é denominada tipo F, devido ao acoplamento dos fatores F0 e F1, necessários para a fotossíntese.

Bomba de Na/K

A bomba de Na/K, que, com freqüência, é mais simplesmente conhecida como bomba de Na, é responsável pela saída de três íons Na da célula e entrada de dois íons K no interior da célula, em um ciclo que converte uma molécula de ATP em ADP + Pi. Em sua velocidade máxima, a bomba executa cerca de 100 ciclos por segundo (cps), o que significa que o movimento de íons por moléculas é muito menor do que no canal de Na_V, que pode permitir o fluxo de 1.000 íons/ms no interior da célula. Os canais de Na_V estão abertos apenas por um breve período de tempo quando a célula está ativa; a bomba atua continuamente para recuperar-se da atividade. A atividade da bomba aumenta quando o Na intracelular ou o K extracelular aumentam, e ela atua de modo homeostático para restaurar os níveis originais.

A bomba de Na é um heterodímero com uma subunidade alfa que possui os locais de ligação de Na, K e ATP, e uma subunidade beta que se acredita seja importante para inserção na membrana. A subunidade beta possui um segmento TM, enquanto a subunidade alfa provavelmente apresenta dez segmentos. O Na intracelular e o ATP ligam-se à forma E1 da subunidade alfa, que é então fosforilada e convertida na forma E2 (Fig. 2.8). A forma E2 libera o Na no espaço extracelular e liga-se ao K extracelular. O fosfato é hidrolisado da proteína; a proteína retorna à forma E1, libera o K no interior da célula, e o ciclo então prossegue. À medida que o Na e o K

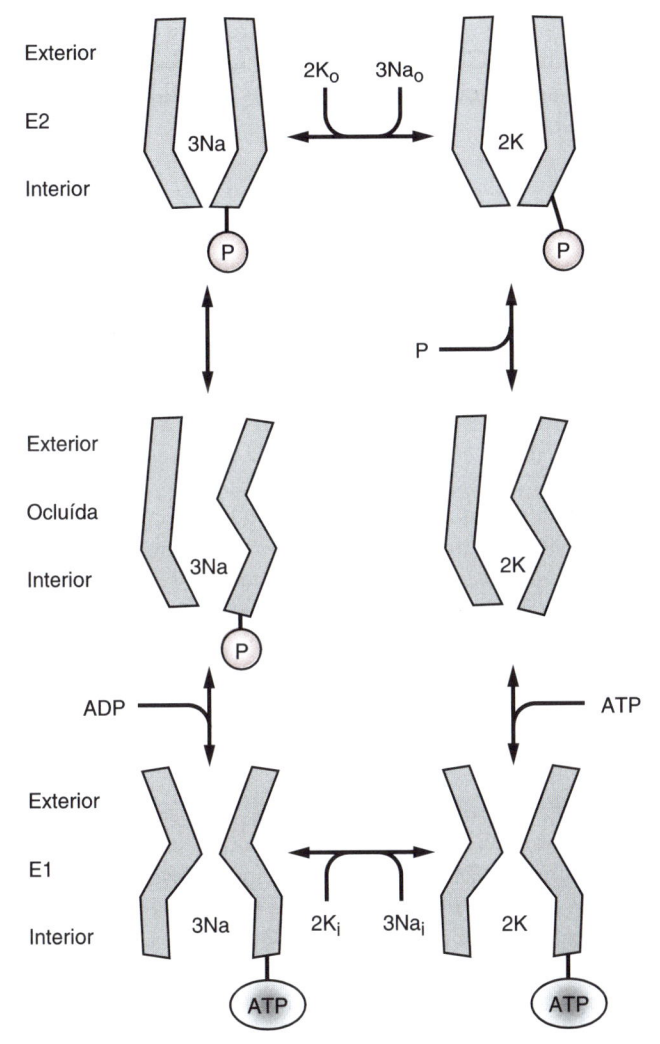

Fig. 2.8 O ciclo da bomba de Na/K.

atravessam alternadamente a membrana, a bomba passa por um estado ocluído, em que os íons não são acessíveis a nenhuma solução.

Os **digitálicos** e a **ouabaína**, um **glicosídio cardíaco** relacionado, interrompem a ação da bomba através de sua ligação extracelular à forma E2. O digitálico é utilizado no tratamento de uma variedade de condições cardíacas. Trata-se de um fármaco relativamente perigoso, que precisa ser utilizado com cautela, de modo a bloquear apenas algumas das moléculas da bomba, deixando outras funcionais. O risco é complicado, visto que o K extracelular antagoniza a ligação dos digitálicos, impulsionando a bomba para a forma E1; o médico cauteloso deve monitorar os níveis sanguíneos de K durante o tratamento com digitálicos.

A bomba de Na é eletrogênica, visto que cada ciclo determina o efluxo de uma carga efetiva da célula. Essa corrente possui apenas um pequeno efeito sobre o potencial de membrana em comparação com o fluxo de íons através dos canais, que será discutido no próximo capítulo. O movimento efetivo de Na para fora da célula impede o acúmulo de NaCl no seu interior. Se a bomba for bloqueada com glicosídios cardíacos, a célula irá intumescer, devido ao influxo osmótico de água que acompanha o NaCl.

Bomba de Ca

Existem duas bombas de Ca importantes: uma que responde pelo movimento de Ca do citoplasma para o espaço extracelular, e a outra, a **bomba SERCA**, que bombeia o Ca do citoplasma para o lúmen do retículo sarcoplasmático ou endoplasmático. Acredita-se que essas duas bombas tenham mecanismos semelhantes; ambas são bombas E1-E2 do tipo P, que removem dois íons Ca do citoplasma e que respondem pelo movimento de dois ou três íons H para o interior do citoplasma para cada ATP consumido.

A estrutura da bomba SERCA foi estabelecida em vários estados diferentes. Trata-se de uma molécula alta, com cerca de 15 nm de altura e 8 nm de espessura, que se estende, em sua maior parte, para fora da membrana, no lado citoplasmático. Possui 10 segmentos TM. A região da cabeça citoplasmática é constituída pelos domínios A (atuante), N (ligação de nucleotídios) e P (fosforilação). Os três domínios citoplasmáticos estão amplamente separados no estado E1 • 2Ca, porém reúnem-se em uma região da cabeça compacta nos outros estados. Esse movimento é transmitido à porção da membrana através das hélices 1 a 3, fixadas ao domínio A, e 4 e 5, fixadas ao domínio P, permitindo a liberação do Ca no lado não-citoplasmático. A distância entre os locais de ligação do Ca e o local de fosforilação é de mais de 5 nm.

Bomba de H/K

A bomba de H/K secreta ácido no estômago, bombeando dois íons H para fora das células parietais das glândulas gástricas e dois íons K para dentro, enquanto ocorre decomposição de uma molécula de ATP. Existem bombas semelhantes que também operam nas células epiteliais do intestino e dos rins. Trata-se de uma bomba E1-E2 do tipo P, que possui uma subunidade beta, à semelhança da bomba Na/K. A bomba de H/K é inibida pelo omeprazol, o primeiro tratamento aprovado pelo FDA adquirido sem prescrição médica para a pirose freqüente.

Bombas de H do tipo F

A bomba H de tipo F mais importante opera habitualmente em sentido inverso como ATP sintase F0-F1 encontrada nas mitocôndrias e nos cloroplastos. Esse complexo protéico permite o fluxo de prótons abaixo de seu gradiente eletroquímico e converte o fluxo de 10 prótons para formar 3 ATP a partir do ADP. Os gradientes de hidrogênio são produzidos pelo metabolismo oxidativo nas mitocôndrias e pela fotossíntese primária nos cloroplastos.

A bomba possui oito subunidades diferentes e mais de 20 cadeias polipeptídicas. A porção F0 estende-se pela membrana e transporta íons H; F1 estende-se na matriz mitocondrial. Parte do complexo efetua uma rotação em torno de um eixo perpendicular ao plano da membrana, semelhante a uma turbina, à medida que os íons H seguem o seu fluxo. Outra porção, o estator, permanece fixo em sua posição, e a interação entre o rotor e o estator produz uma seqüência de estados conformacionais, que favorecem a síntese de ATP. Na presença de altos níveis de ATP, baixos níveis de ADP e na ausência de gradiente de prótons, o processo pode ser invertido para bombear H.

Uma bomba semelhante, a **bomba H do tipo V**, move prótons para dentro dos vacúolos, bem como para outras organelas intracelulares, como lisossomos, aparelho de Golgi e vesículas secretoras.

TRANSPORTADORES

Os transportadores, que não são canais nem bombas, transportam íons e outras moléculas pequenas através da membrana. Algumas vezes, emprega-se o termo *transportador* em sentido geral para incluir todos os mecanismos de transporte, enquanto se utiliza a expressão *transportador secundário* para diferenciar esse grupo. Os transportadores sofrem uma mudança conformacional durante o processo de transporte; nesse aspecto, assemelham-se às bombas e diferem de um canal aberto. Ao contrário de uma bomba, os transportadores não consomem ATP. Acredita-se que os transportadores tenham, em sua maioria, 12 segmentos TM em dois grupos de 6, com uma alça citoplasmática maior entre eles. Alguns apresentam dupla pseudo-simetria, com alças P voltadas para ambas as superfícies. Existem três categorias gerais de transportadores: uniportadores (unitransportadores), simportadores ou co-transportadores e antiportadores (antitransportadores) ou trocadores (Fig. 2.9).

O **transportador de glicose** (GLUT) é um uniportador que facilita a difusão da glicose abaixo do gradiente de concentração em muitas células que consomem glicose, mas também para fora das células que liberam glicose em conseqüência da degradação do glicogênio, bem como para fora das superfícies basais das células epiteliais que revestem o intestino e os túbulos renais (ver Fig. 2.14).

O **co-transportador de Na-glicose** (SGLT) é um simportador que transporta a glicose para o interior das células epiteliais intestinais e renais através de suas superfícies apicais, contra o gradiente de concentração da glicose. A energia necessária para esse transporte provém do movimento de um ou de dois íons sódio abaixo do gradiente eletroquímico para cada molécula de glicose transportada.

A estrutura de um transportador de glutamato bacteriano, que se acredita seja semelhante ao co-transportador de Na/glutamato que recupera o glutamato nas sinapses do SNC, foi recentemente estabelecida. Possui oito segmentos TM, com alças P entre TM 6 e TM 7 voltadas para o citoplasma e aquelas entre TM 7 e TM 8 voltadas para o exterior. Foram produzidos cristais na presença de glutamato, e foi constatada uma densidade eletrônica não-protéica evidente, constituída possivelmente de glutamato, porém não claramente estabelecida, na interface entre essas alças. Acredita-se que movimentos relativamente pequenos da proteína possam transferir o glutamato de uma alça para outra, atravessando assim a membrana. O transportador de gluta-

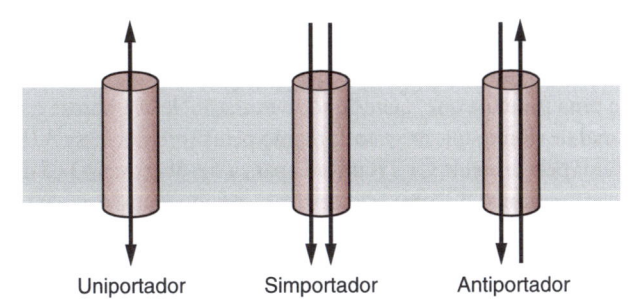

Fig. 2.9 Os três tipos de transportadores.

mato nos nervos acopla o movimento "ladeira abaixo" de dois íons Na e de um íon K com o transporte "ladeira acima" de um glutamato.

Existe um antiportador de H/glutamato que utiliza o gradiente de H, estabelecido por uma bomba tipo V, através da membrana que delimita as vesículas sinápticas, concentrando o glutamato no interior da vesícula.

Existem muitos outros co-transportadores impulsionados pelo Na para transportar outras pequenas moléculas para o interior das células, bem como transportadores impulsionados pelo H para o movimento de alguns materiais para dentro das vesículas. Alguns desses transportadores tornaram-se alvos de intervenção farmacológica. Assim, por exemplo, a fluoxetina atua sobre um co-transportador de Na/serotonina. Outros são discutidos de modo mais detalhado no Cap. 6. Alguns ânions são co-transportados com sódio; por exemplo, o simportador de Na/I concentra iodo no interior das células foliculares da tireóide.

O **trocador de Na/Ca** (NCX) é um importante regulador da concentração intracelular de Ca. Ocorre movimento de três íons sódio abaixo do seu gradiente eletroquímico para o interior da célula, determinando o movimento de um íon cálcio para fora, ou vice-versa; todos os trocadores podem atuar em ambas as direções, dependendo dos gradientes relativos. O efeito dos digitálicos sobre o músculo cardíaco consiste em elevar a concentração intracelular de Na ao inibir a bomba de Na/K. A elevação do Na_i significa que existe um menor gradiente interno de Na e, portanto, menor efluxo de Ca através do NCX, com conseqüente aumento do Ca_i e contração mais forte (ver também Cap. 7).

O trocador de Cl/HCO_3, também conhecido como trocador de ânions (AE), é importante no movimento de CO_2 dos tecidos para os pulmões. O CO_2, que é produzido por metabolismo nas células, é convertido em bicarbonato pela anidrase carbônica nos eritrócitos, e o HCO_3 é transferido para o soro em troca de cloreto através do AE. O processo é invertido quando o sangue circula pelos pulmões, e o CO_2 passa para o ar a ser exalado.

Transportes ABC

Esse grupo misto de proteínas transportadoras de 12 TM contém uma seqüência de aminoácidos de conjunto de ligação de ATP, e, na ausência de informações mais específicas, pressupõe-se que haja consumo de ATP durante o transporte de algum material através da membrana. Dois transportadores ABC merecem destaque aqui: o transportador de **resistência a múltiplos fármacos** (MDR), que é uma bomba, e o **regulador transmembrana da fibrose cística** (CFTR), que é um canal.

O MDR1 expulsa fármacos hidrofóbicos através da membrana celular. Acredita-se que atua de modo ligeiramente semelhante à flipase, expulsando os fármacos sem muita especificidade. Uma ampla variedade de células no trato GI, fígado e rim expressa proteínas MDR. Essas proteínas podem frustrar o médico que está procurando administrar fármacos para tratar um câncer entre essas células.

O CFTR é uma proteína que, quando sofre mutação, leva à fibrose cística. A proteína nativa é um canal de cloreto que exige fosforilação pela proteinocinase A (PKA) e hidrólise adicional do ATP pela proteína CFTR ativada para a sua abertura. O Cl desloca-se abaixo do gradiente eletroquímico. Ocorre fibrose cística devido à ausência de transporte do Cl no ducto pancreático (daí a designação cística). A diminuição do Cl leva a uma redução da água e a um espessamento da secreção rica em proteínas, podendo causar bloqueio dos ductos, que se tornam fibróticos. Antes do desenvolvimento da terapia de reposição oral para enzimas pancreáticas ausentes, muitos pacientes com CF morriam em conseqüência de complicações de desnutrição. Na atualidade, o principal problema reside no espessamento do muco nos pulmões, devido a uma secreção insuficiente de líquido.

RECEPTORES DE MEMBRANA

O termo *receptor* foi criado em estudos farmacológicos, onde designa o local de ação ou a molécula sobre a qual atua uma pequena molécula específica, talvez um hormônio ou um neurotransmissor. Neste capítulo, o termo receptor é utilizado de modo mais restrito para referir-se a moléculas que atravessam a membrana, sobre as quais atua a molécula pequena na superfície externa e que desencadeiam alguma ação no interior da célula na presença dessa pequena molécula. Existem também receptores intracelulares, como, por exemplo, o receptor de hormônios esteróides. Os hormônios esteróides e fármacos relacionados podem atravessar a dupla camada lipídica e ligar-se a essas proteínas intracelulares. Os canais quimiossensíveis também são excluídos, embora alguns farmacologistas os considerem como receptores ionotrópicos. Existem duas categorias principais desses receptores de membrana: os receptores acoplados à proteína G (GPCR) e os receptores ligados a enzimas ou catalíticos.

Receptores acoplados à proteína G

Os GPCR possuem sete segmentos TM, com uma extremidade N-terminal extracelular. Estão acoplados a um complexo protéico trimérico de ligação de GTP. Quando um hormônio ou um neurotransmissor interage com um GPCR, ele induz uma conformação no receptor que ativa uma proteína G heterotrimérica na superfície interna da membrana da célula (Fig. 2.10). No estado hetero-

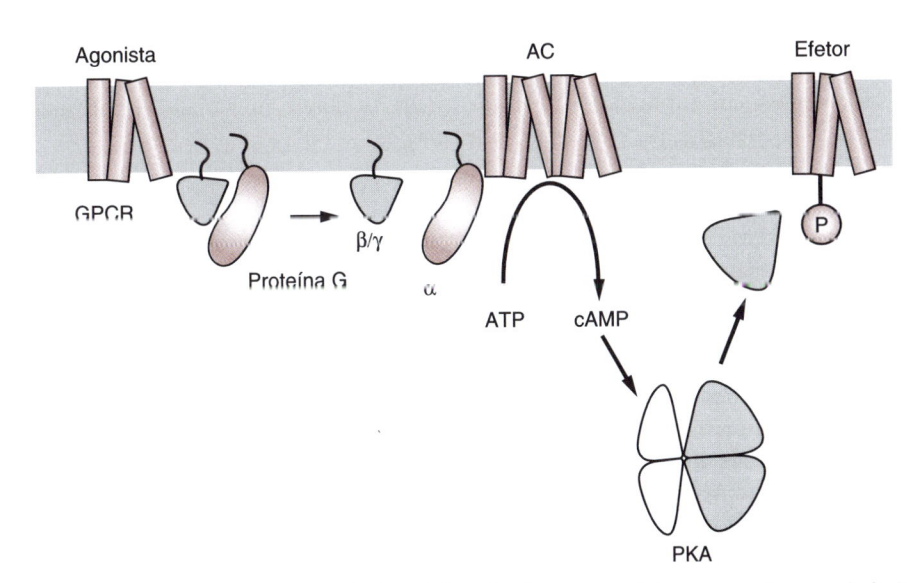

Fig. 2.10 A via de sinalização de $G\alpha_s$. A ligação de um agonista ao receptor acoplado à proteína G causa dissociação da subunidade α, que induz a adenililciclase a produzir aumento dos níveis de cAMP. Isso, por sua vez, faz com que a proteinocinase A fosforile uma proteína efetora (neste caso, um canal).

trimérico inativo, o GDP liga-se à subunidade Gα. Com ativação, ocorre liberação de GDP, o GTP liga-se à Gα, e, subseqüentemente, Gα-GTP dissocia-se de Gβγ e do receptor. A seguir, tanto o Gα-GTP quanto a Gβγ ativam outras proteínas de membrana. A Gα e a Gγ estão, em sua maioria, associadas a lipídios; possuem uma âncora de lipídio de ligação covalente na dupla camada da membrana. A duração do sinal da proteína G é determinada pela velocidade de hidrólise intrínseca do GTP da subunidade Gα e reassociação subseqüente de Gα-GDP com Gβγ.

Foi deduzida a existência de mais de 2.000 GPCR no genoma humano, constituindo mais de 5% de todos os genes. Mais de 800 consistem em receptores olfatórios; outros detectam quase todos os neurotransmissores e muitos hormônios. A luz também é detectada por GPCR no olho. Diferentes células possuem diferentes tipos de GPCR acoplados a diferentes proteínas G, que controlam conjuntos distintos de reações intracelulares.

Existe apenas cerca de 16 subunidades Gα e um menor número de Gβγ. Três classes de subunidades Gα dão início à maioria dos eventos subseqüentes descritos neste livro. A $Gα_s$ estimula a **adenililciclase** (AC), enquanto a $Gα_i$ inibe a AC e sua βγ associada ativa diretamente os canais de K_{Ach}, e $Gα_q$ estimula uma **fosfolipase** (PLCβ). A AC produz cAMP, que pode influenciar diretamente alguns canais. O cAMP também ativa a **fosfocinase A** (PKA), que fosforila muitas proteínas, alterando, portanto, a atividade das células. A PLCβ cliva o fosfolipídio de membrana, o fosfatidilinositol, produzindo IP_3 e diacilglicerol (DAG). Conforme descrito anteriormente, o IP_3 liga-se aos canais de IP_3R, o que aumenta o Ca_i que, por sua vez, desencadeia várias reações. Diversos exemplos de cascatas iniciadas por GPCR são descritos de modo mais pormenorizado nos Caps. 4, 6 e 7.

As toxinas associadas a duas doenças infecciosas, a **cólera** e a **coqueluche**, procedem à ADP-ribosilação das subunidades Gα, com conseqüente ativação constitutiva. Na cólera, a Gα ativada no tecido epitelial intestinal estimula a AC, os níveis de cAMP aumentam, e ocorre abertura dos canais de cloreto do CFTR, levando à ocorrência de diarréia aquosa. Os indivíduos com fibrose cística são resistentes à cólera, visto que possuem um menor número de canais de cloreto funcionais. A patogenia celular da coqueluche não está bem estabelecida.

Receptores ligados a enzimas

Os receptores ligados a enzimas são, em sua maioria, **tirosinocinases receptoras** (RTK), que atuam através da fosforilação de cadeias laterais de tirosina de outras proteínas, as quais, por sua vez, podem fosforilar outras proteínas. Alguns receptores ligados a enzimas não são cinases por si próprios, porém estão acoplados a uma proteína associada, que fosforila outras proteínas. Alguns receptores ligados a enzimas incluem guanililciclases, tirosinofosfatases ou serinocinases. Os fatores de crescimento e de diferenciação atuam, em sua maioria, através de sua ligação a RTK específicas.

O **receptor de insulina** é uma RTK, que fosforila uma família de substratos, conhecidos como substratos do receptor de insulina; esses substratos estimulam alterações no metabolismo da glicose, das proteínas e dos lipídios e também deflagram a via de sinalização Ras, ativando fatores de transcrição que promovem o crescimento.

As moléculas de **CD4** e de **CD8** sobre a superfície dos linfócitos T fornecem exemplos de receptores acoplados a uma tirosinocinase citoplasmática. CD refere-se a grupos de diferenciação, indicando a técnica do uso de anticorpos fluorescentes para diferenciar linfócitos funcionalmente diferentes. Seria mais apropriado designar as moléculas de CD4 e CD8 como receptores ligados a enzimas do complexo principal de histocompatibilidade (MHC).

Moléculas de aderência celular

Com exceção dos eritrócitos, a maioria das células possui proteínas de membrana integrais, que se fixam à matriz extracelular ou a moléculas de aderência em células contíguas. Essas moléculas mantêm o tecido coeso e podem propiciar a transmissão de forças mecânicas de uma célula a outra. Podem atuar como sinais durante o desenvolvimento, de modo que uma célula possa reconhecer outra célula. Muitas das proteínas integrais também atuam como receptores, informando ao interior da célula que efetuaram a ligação de algum material. Algumas são controladas pelo interior da célula, efetuando a ligação apenas quando recebem algum sinal.

As **integrinas** são exemplos de moléculas de aderência entre célula e matriz. Possuem um único segmento TM e ligam as células à fibronectina ou laminina na matriz extracelular.

As **caderinas** são moléculas de aderência intercelulares Ca-dependentes; trata-se de glicoproteínas com um único segmento TM, e acredita-se que se ligam de modo homofílico a caderinas presentes na outra célula. As caderinas têm sido encontradas em muitas sinapses entre neurônios. Existe uma grande família de moléculas de adesão celular, entre as quais as **N-CAM** são as mais bem estudadas. As N-CAM são encontradas em uma variedade de tipos celulares e na maioria das células nervosas. A exemplo das caderinas, as N-CAM possuem um único segmento TM e ligam-se de modo homofílico, porém diferem pelo fato de não exigirem Ca para sua ligação. As **moléculas de aderência intercelular** (ICAM), que constituem uma classe relacionada, estão expressas na superfície das células endoteliais capilares que foram ativadas por uma infecção no tecido circundante. As ICAM ligam-se de modo heterofílico às integrinas nos leucócitos, ajudando essas células a migrar para o local da infecção. As **selectinas** são proteínas de ligação de carboidratos encontradas na membrana das células endoteliais, que reconhecem açúcares sobre a superfície dos leucócitos e estabelecem a ligação inicial, que é reforçada pelas ICAM.

TRANSPORTE ATRAVÉS DAS MEMBRANAS CELULARES

Do ponto de vista funcional, a discussão do transporte de materiais através das membranas celulares pode ser dividida em transporte passivo, em que os materiais deslocam-se abaixo do seu gradiente de concentração, e em transporte ativo, que cria ou mantém esses gradientes.

Transporte passivo

DIFUSÃO SIMPLES

Alguns materiais podem deslocar-se abaixo do seu gradiente de concentração por difusão simples através da dupla camada lipídica. As pequenas moléculas sem carga elétrica, como O_2, CO_2, NH_3, NO, H_2O, esteróides e agentes lipofílicos, podem entrar ou sair das células por difusão simples. O fluxo efetivo desses compostos através da membrana é proporcional à diferença de sua concentração em ambos os lados, ou, conforme expresso na seguinte equação:

$$J_{1 \to 2} = - P (C_2 - C_1) = - P \Delta C \qquad [2.1]$$

Utilizando o sistema de unidades de centímetro-grama-segundo (CGS), $J_{1\to 2}$ é o número de moles que move-se através de um centímetro quadrado de membrana do lado 1 para o lado 2 a cada segundo, e C_1 e C_2 são o número de moles do material por centímetro cúbico de solução em ambos os lados. P, a constante de proporcionalidade, é denominada **permeabilidade** da membrana a esse material, em centímetros por segundo. A equação é escrita com o sinal menos como meio de lembrar que o fluxo está ocorrendo abaixo do gradiente de concentração. Essa relação está ilustrada graficamente na Fig. 2.11.

A Eq. [2.1] é a **primeira lei de Fick**. Pode ser utilizada para descrever o fluxo de substâncias simples sem carga elétrica através de qualquer membrana. Por exemplo, mostra-se útil para descrever o movimento do oxigênio do ar nos alvéolos dos pulmões e no sangue, através das células do epitélio alveolar e endotélio capilar. Uma espécie com carga elétrica também será influenciada de maneira particular pela diferença de potencial elétrico através da membrana, conforme discutido no próximo capítulo. Se a diferença de potencial através da membrana for zero, a lei de Fick também pode ser aplicada a substâncias com carga elétrica.

A *permeabilidade* descreve a propriedade de determinada membrana em relação a uma substância específica. A membrana é considerada *permeável,* enquanto as substâncias são conhecidas como *permeantes* ou com capacidade de *permear*. A permeabilidade é proporcional à capacidade da substância de distribuir-se pela membrana e difundir-se em seu interior. A permeabilidade é inversamente proporcional à espessura da membrana. Em geral, não é fácil nem necessário conhecer esses três fatores separadamente; entretanto, é preciso reconhecer que o espessamento da membrana complexa entre a cavidade alveolar e o sangue irá reduzir o movimento de oxigênio para o sangue.

Algumas vezes, é conveniente expressar a lei de Fick enunciando que o **influxo efetivo** de uma substância é igual ao **influxo unidirecional** (PC_o) menos o **efluxo unidirecional** (PC_i). A permeabilidade é freqüentemente medida com o uso de marcadores radioativos e estabelecimento do experimento de modo que a concentração do marcador em um dos lados seja mantida quase nula, medindo-se diretamente o fluxo unidirecional.

A permeabilidade é uma medida da facilidade com que determinado soluto atravessa uma membrana. As duplas camadas lipídicas comuns são relativamente per-

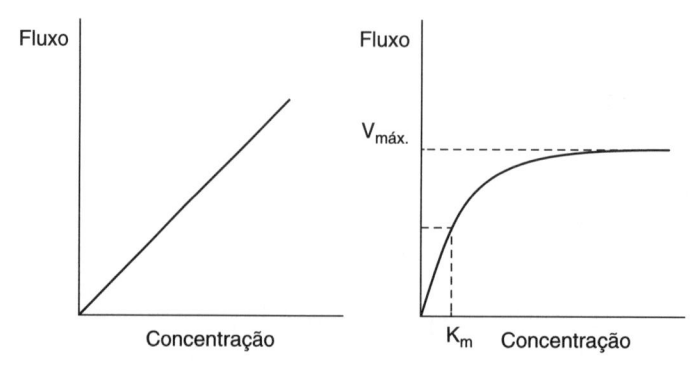

Fig. 2.11 A dependência, quanto à concentração, da difusão simples (à esquerda) e da difusão facilitada (à direita).

meáveis a pequenas moléculas sem carga elétrica; a permeabilidade à água é de cerca 10^{-3} cm/s. Por conseguinte, a água equilibra-se em poucos segundos através de uma membrana celular. A uréia é moderadamente permeável, $P = 10^{-6}$ cm/s, e seu tempo de equilíbrio é de alguns minutos. As moléculas orgânicas pequenas e hidrofílicas, como a glicose ou os aminoácidos sem carga elétrica, são menos permeáveis, com $P = 10^{-7}$ e tempo de equilíbrio de algumas horas; os íons são essencialmente impermeáveis, com $P = 10^{-12}$ cm/s e tempos de equilíbrio de muitos anos.

Difusão facilitada

Muitas substâncias, como a glicose ou a uréia, penetram facilmente nas células, apesar de seus baixos coeficientes de partição óleo-água; por conseguinte, a dupla camada lipídica é relativamente impermeável a essas substâncias. O fluxo desses materiais é descrito pela lei de Fick apenas para baixas concentrações. Na presença de concentrações mais altas, o fluxo torna-se saturado quando se atinge um valor máximo (ver Fig. 2.11). Esse comportamento pode ser descrito pela equação de Michaelis-Menten, que também é utilizada para descrever a cinética das enzimas. O fluxo unidirecional é fornecido pela seguinte equação:

$$J = J_{máx.} \cdot C/(C + K_m) \quad [2.2]$$

$J_{máx.}$ é o fluxo máximo, e K_m, a afinidade ou concentração em que o fluxo é metade de seu valor máximo. Essa propriedade saturável do fluxo sugere que existe um número fixo de locais onde ele pode ocorrer. Além disso, como no caso das enzimas, é possível demonstrar a competição de diferentes substâncias pelo mesmo local ou a inibição não-competitiva dos locais de transporte. Os locais são seletivos para determinada substância ou grupo de substâncias que irão transportar ou que permitem uma competição para o transporte. A seletividade, a afinidade e o $J_{máx.}$ são três qualidades independentes dos locais, sendo encontradas com diferentes valores em sistemas distintos. Na atualidade, a difusão facilitada foi elucidada em termos de canais ou transportadores.

Os canais exibem, em sua maioria, baixa afinidade ou altos valores de K_m; não são saturados em condições fisiológicas normais. São encontrados três uniportadores (unitransportadores) de glicose, GLUT1, GLUT3 e GLUT4, em quase todos os tecidos; esses unitransportadores exibem alta afinidade pela glicose e estão saturados em todas as concentrações fisiológicas. O GLUT2, que é encontrado em tecidos caracterizados por grandes fluxos de glicose (como o intestino, o rim e o fígado), possui baixa afinidade pela glicose, e o influxo através de transportadores GLUT2 aumenta quando o nível de glicemia aumenta.

Transporte ativo

As bombas executam um **transporte ativo primário**, propiciando o movimento de materiais acima dos seus gradientes eletroquímicos, à custa de ATP. Os co-transportadores e trocadores podem efetuar o **transporte ativo secundário**, utilizando um gradiente produzido pelo transporte ativo primário para o movimento de outro material acima do seu gradiente. O fluxo através das bombas e transportadores pode ser descrito por equações semelhantes à Eq. [2.2], modificada para incluir a afinidade de cada substância e o ATP. Quando, em determinado momento, mais de um íon está envolvido nas reações em uma bomba ou molécula transportadora, a equação também deve ser modificada para refletir essa cooperatividade. Por conseguinte, o efluxo de sódio através da bomba de Na/K possui uma relação sigmóide com a concentração interna de Na.

Transporte da água

A vida está intimamente associada ao movimento de água. O corpo é constituído, em sua maior parte, de água e depende de seu suprimento contínuo para manter-se vivo. A água é uma molécula pequena, porém abundante. Não é muito maior do que um átomo de oxigênio, com cerca de 0,2 nm — pequena o suficiente para intercalar-se entre outras moléculas, mesmo em alguns cristais. Um mol de água tem 18 mℓ; por conseguinte, a água pura tem 55 mol/ℓ. Como as moléculas são pequenas, elas movimentam-se com facilidade. Em virtude de sua abundância, esses movimentos são importantes para o bem-estar do organismo. A morte de lactentes por desidratação em conseqüência de diarréia constitui um problema de saúde em muitas partes do mundo. Pode ser controlada com água limpa e uma pequena quantidade de açúcar e de sal. O edema, freqüentemente observado em lesões causadas por esportes, mas que também ocorre em afecções mais graves, é devido ao movimento de água.

Existem três mecanismos distintos para o movimento da água: fluxo de massa, difusão molecular e bombeamento molecular. Quando retiramos a tampa de uma banheira, ou quando seu coração bate, ocorre um fluxo de massa de água em resposta a uma força mecânica externa — uma compressão ou uma tração capaz de distender uma mola. A força propulsora para o fluxo de massa é a pressão mecânica comumente produzida pela compressão ou pela gravidade.

A difusão molecular ou **osmose** é um processo passivo pelo qual a água difunde-se de áreas de alta concentração para áreas de baixa concentração de água. Existe uma alta concentração de água nos locais onde há uma baixa concentração de solutos, e vice-versa. A água pode sofrer difusão através da maioria das membranas celulares diretamente pela dupla camada lipídica ou atravessando canais específicos de água ou **aquaporinas**. Muitas células produzem aquaporinas, visto que a difusão simples não permite um fluxo adequado de água. Algumas células renais produzem aquaporinas em resposta ao **hormônio antidiurético** (ADH), de modo a aumentar o fluxo de água da urina em formação de volta ao sangue, com conseqüente conservação da água. Esse tipo passivo de movimento de água é denominado fluxo osmótico, e a força propulsora associada é o gradiente de concentração da água.

A água também pode ser transportada através das membranas à custa de energia pelo **co-transportador de Na-glicose** (SGLT1). O transporte transmembrana de dois íons de Na e uma molécula de açúcar está acoplado, dentro da própria proteína, com o influxo de 210 moléculas de água, independentemente do gradiente osmótico. A energia provém do movimento de Na abaixo do seu gradiente de concentração. Essa bomba molecular proporciona um mecanismo de transporte ativo secundário, que pode responder por quase metade da captação diária de água do intestino delgado.

A pressão osmótica refere-se à pressão mecânica que produz um fluxo de água igual e oposto ao fluxo osmótico produzido por um determinado gradiente de concentração. Esse conceito assemelha-se ao potencial de equilíbrio de Nernst (que o precedeu historicamente), um potencial elétrico que produz um fluxo de íons igual e oposto ao fluxo produzido por um determinado gradiente de concentração. O potencial de Nernst é discutido de modo mais pormenorizado no Cap. 3. Se duas soluções diferentes estiverem em contato, a pressão osmótica, π, entre elas é:

$$\pi = RT\sum \sigma_n \Delta c_n \qquad [2.3]$$

R é a constante de gás molar (número de Avogadro vezes a constante de Boltzmann), T é a temperatura absoluta, Δc_n é a diferença de concentração do soluto n, e σ_n, o **coeficiente de reflexão** da membrana para esse soluto. O coeficiente de reflexão indica a impermeabilidade do soluto em comparação com a água e varia de 0,0 para um soluto tão permeante quanto a água até 1,0 para um soluto totalmente impermeante. Apesar de todos os canais anteriormente discutidos, a permeabilidade dos eletrólitos é muito baixa em comparação com a da água, e seu coeficiente de reflexão é de aproximadamente 1,0. Para um caso simples com moléculas apenas impermeantes, a Eq. [2.3] fica reduzida a:

$$\pi = RT \Delta c$$

A concentração refere-se ao somatório de concentração molar de todas as partículas criada quando o soluto é dissolvido em água. É medida como **osmolaridade**, isto é, a soma dos moles de cada componente da solução. Uma solução 2-mM de $MgCl_2$ contém 6 **miliosmoles** (mosm) por litro, 2 para o Mg^{2+} e dois para cada Cl^-. A osmolaridade dessa solução é de 6 **miliosmolares**. Uma solução 3-mM de NaCl e uma solução 6 mM de uréia possuem a mesma osmolaridade e são designadas como isosmóticas.

A **osmolalidade** de uma solução pode ser medida pela mudança que produz no ponto de congelamento ou pressão de vapor. A osmolalidade refere-se aos moles de soluto por quilograma de solvente, enquanto a osmolaridade refere-se aos moles de soluto por litro da solução. Clinicamente, a distinção é discutível, e você poderá encontrar os termos empregados como sinônimos. Além disso, as verdadeiras pressões são raramente discutidas; com efeito, os osmoles são mencionados diretamente.

Tonicidade é um conceito relacionado com a osmolalidade; entretanto, constitui um caso especial para as células. Uma solução é considerada **isotônica** quando não produz contração nem dilatação das células. Uma solução 150-mM de NaCl (9 g/ℓ ou 0,9%) é isotônica para as células de mamíferos e também **isosmótica** para o conteúdo celular. Uma solução 300-mM de uréia também é isosmótica para o conteúdo celular; entretanto, uma célula colocada nessa solução irá aumentar de volume, e, por fim, irá sofrer **lise** ou ruptura (Fig. 2.12). A solução de uréia é **hipotônica**; possui tonicidade insuficiente para impedir o aumento de volume da célula. Difere da solução de NaCl, porque a uréia pode atravessar a

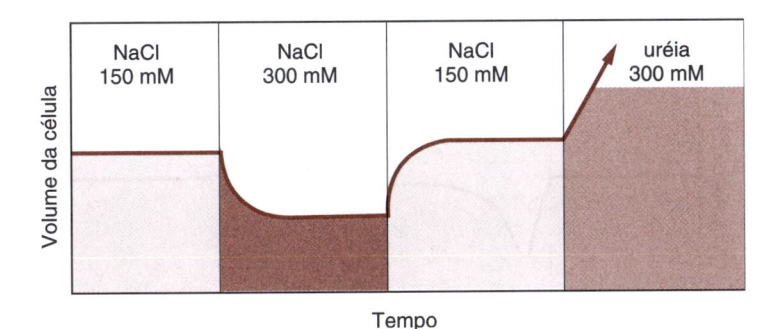

Fig. 2.12 As células sofrem contração em soluções hipertônicas e aumentam de volume em soluções hipotônicas.

membrana celular. A adição de uma substância permeável a uma solução aumenta sua osmolaridade, mas não a sua tonicidade. A adição de solutos mais impermeáveis torna uma solução hipertônica; uma solução de NaCl de 300-mM é hipertônica, causando contração das células.

Se for adicionado um soluto moderadamente permeável a uma solução isotônica (p. ex., 300-mM de uréia + 150 mM de NaCl), as células sofrem contração transitória e, a seguir, readquirem o seu volume original (Fig. 2.13). A velocidade com que as células se contraem é proporcional à permeabilidade da membrana à água; a velocidade de recuperação do volume é proporcional à permeabilidade à uréia.

Em alguns casos, é conveniente considerar um coeficiente de reflexão como descrição da permeabilidade de solutos. O movimento de água através das paredes capilares depende da diferença de pressão mecânica ou hidrostática e da diferença de pressão coloidosmótica, devido a diferenças na concentração de proteínas no plasma e no líquido intersticial. Se a parede capilar for totalmente impermeável às proteínas, o seu coeficiente de reflexão é de 1,0. Se a parede se tornar permeável, o coeficiente de reflexão irá diminuir, com conseqüente entrada de proteínas no espaço intersticial, acompanhadas de água.

O movimento de água no organismo como um todo está relacionado com dois compartimentos: intracelular e extracelular. O compartimento extracelular é constituído de dois subcompartimentos: o líquido plasmático nos vasos sanguíneos e o **líquido intersticial**, que banha o restante das células. O plasma e o líquido intersticial são separados pelas paredes capilares, que são livremente permeáveis a todas as pequenas moléculas e íons, mas que normalmente impedem a passagem das proteínas plasmáticas para o líquido intersticial. As proteínas possuem uma carga negativa efetiva global no pH sanguíneo. O equilíbrio que surge com uma proteína impermeável e íons livremente permeáveis é denominado **equilíbrio de Gibbs-Donnan**. Esse efeito produz pequenos gradientes de concentração (< 3%) e um pequeno potencial (de alguns mV, negativo no lúmen) através das paredes dos capilares. Para a maioria dos propósitos clínicos, isso pode ser ignorado e as concentrações iônicas no plasma, que são facilmente determinadas, podem ser consideradas como representativas do líquido extracelular em geral.

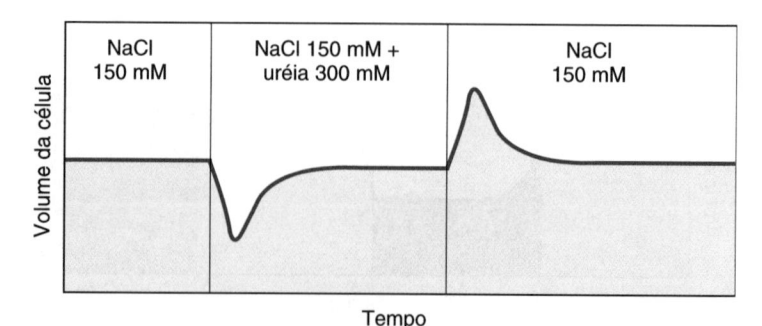

Fig. 2.13 A adição de uréia provoca contração transitória, porém não modifica a tonicidade no estado de equilíbrio dinâmico.

As proteínas plasmáticas são osmoticamente importantes; tendem a manter a água dentro dos vasos sanguíneos. O equilíbrio entre a pressão hidrostática e essa **pressão osmótica "colóide"**, denominado **efeito de Starling**, regula o fluxo de água através dos endotélios capilares. A perda desse equilíbrio resulta na formação de **edema**.

Os volumes e a osmolaridade dos compartimentos corporais podem ser calculados com base nos quatro princípios seguintes: em todo compartimento, o volume multiplicado pela osmolaridade fornece o número de osmoles. A água movimenta-se entre os compartimentos de modo a tornar a osmolaridade igual em todos eles. A quantidade total de água e o número total de osmoles são obtidos pela soma das quantidades existentes nos compartimentos. Qualquer osmolito adicionado irá permanecer no compartimento extracelular; a adição de água distribui-se entre os compartimentos, de acordo com os primeiros três princípios.

Por exemplo, considere um estudante de medicina de 70 kg com 16 ℓ de líquido extracelular e 24 ℓ de líquido intracelular, para um total de 40 ℓ. Se a osmolaridade desses compartimentos for de 300 mosM, o compartimento extracelular deve conter $16 \times 0,3 = 4,8$ osm, e o compartimento intracelular, 7,2 osm, para um total de 12 osm. Caso esse estudante venha a beber 1 ℓ de água do mar contendo 1 osm de sais, em sua maior parte NaCl, a água total irá aumentar para 41 ℓ, e o número total de osmoles, para 13, de modo que a nova osmolaridade será de $13/41 = 317$ mosM. O compartimento extracelular terá 5,8 osm, de modo que o seu novo volume será de $5,8/0,317 = 18,3$ ℓ. O novo volume intracelular irá atingir $7,2/0,317 = 22,7$ ℓ. Observe que a água saiu das células para diluir a água do mar.

O corpo sadio possui mecanismos osmóticos destinados a restabelecer o equilíbrio original. O rim irá excretar uma urina mais concentrada, e o estudante sentirá sede e, provavelmente, irá ingerir água sem osmolitos.

A **hiponatremia**, ou a presença de baixo nível sanguíneo de sódio, pode levar a sérios problemas nos corredores de maratona, que perdem água e sal em conseqüência da transpiração, mas que tendem a repor apenas a água. Essa situação resulta em sangue hipotônico, de modo que a água deixa os vasos sanguíneos e penetra nas células, aumentando o seu volume. Se essa situação ocorrer no cérebro, que é uma cavidade fechada, essa condição pode levar à perda da consciência e morte.

TRANSPORTE ATRAVÉS DAS CÉLULAS EPITELIAIS

Muitas camadas de células epiteliais formam membranas funcionais entre duas soluções e atuam de maneira coordenada para o transporte seletivo de solutos e de água através da camada. Isso ocorre em conseqüência da presença de **junções firmes** entre os lados das células epiteliais, de modo que a camada de células passa a ser impermeável a substâncias que não podem atravessar as membranas celulares, bem como através da incorporação apropriada de bombas e canais seletivos nas duas superfícies da camada. Os dois lados podem ser designados por nomes distintos em diferentes epitélios. A **membrana apical** é voltada para o lúmen ou para fora do corpo; pode ser conhecida como membrana luminal ou mucosa ou **borda em escova**, devido ao aspecto de suas microvilosidades. A membrana **basolateral**, que é voltada para o interior do corpo, pode ser designada como membrana **serosa** ou **peritubular**.

A Fig. 2.14 mostra vias de transporte do Na e da glicose através de camadas de células epiteliais. As bombas de Na/K na membrana basolateral mantêm uma

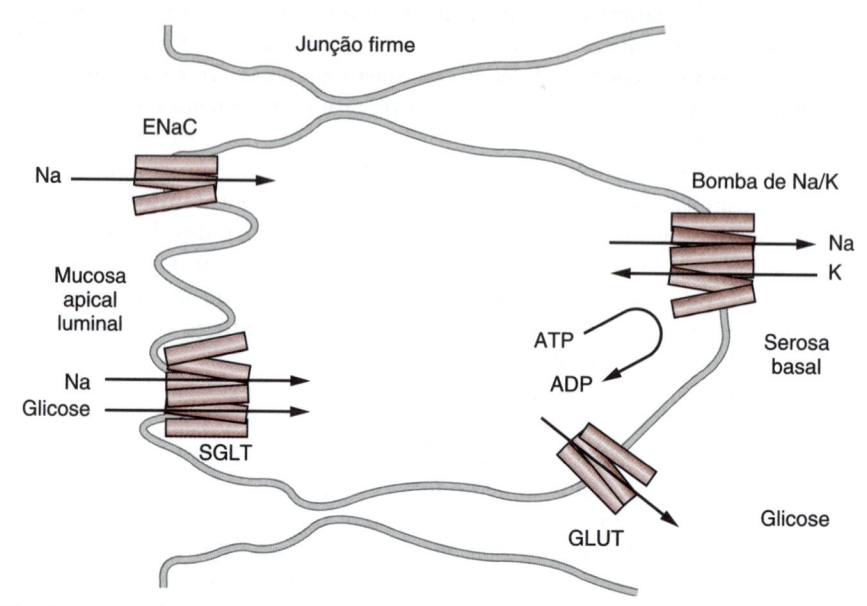

Fig. 2.14 O sódio e a glicose são transportados através das camadas de células epiteliais por uma combinação de bombas, canais e transportadores.

concentração interna de Na baixa através de sua movimentação para o líquido extracelular. O Na pode penetrar na célula abaixo de seu gradiente de concentração, através de canais de ENaC na membrana apical, e deixar a célula através da bomba existente no outro lado. A glicose pode penetrar na célula através da membrana apical, acima do seu gradiente de concentração pelo co-transportador de sódio/glicose (SGLT), e, a seguir, deslocar-se abaixo do seu gradiente de concentração por intermédio do unitransportador de glicose (GLUT) situado na superfície basolateral.

Quando ocorre movimentação de solutos através das membranas epiteliais, a água pode fluir osmoticamente, "acompanhando" o soluto. Esse efeito é importante no rim, onde a retenção de água é obtida através da retenção de solutos. É também importante na terapia de reidratação para combater a perda de água da diarréia. A adição de glicose e de sal à água ingerida irá estimular o SGLT a transportar o Na, a glicose e a água para o interior da célula. A seguir, a bomba de Na/K e o transportador de GLUT irão movimentar os solutos para dentro do corpo, sendo o processo acompanhado pela água.

A água e as substâncias hidrossolúveis podem atravessar os epitélios por **transcitose** ou **endocitose mediada por receptor**. A substância é captada em vesículas por **endocitose** em uma superfície e liberada em forma inalterada por **exocitose** na outra superfície ou degradada em endossomas, sendo os produtos liberados por transportadores. A transcitose ocorre através dos endotélios capilares, e a endocitose mediada por receptor é importante nos rins e no fígado.

PONTOS-CHAVE

1. A membrana de superfície, que consiste em uma dupla camada lipídica com proteínas inseridas, separa e conecta as células com o ambiente extracelular circundante.

2. As moléculas de lipídios são anfipáticas, com grupos hidrofóbicos voltados para o interior da membrana e grupos hidrofílicos voltados para as interfaces aquosas.

3. As proteínas desempenham funções específicas, atuando como canais, bombas, transportadores, receptores ou moléculas de aderência celular.

4. As proteínas são anfipáticas, geralmente com uma ou mais hélices transmembrana hidrofóbicas.

5. Os canais iônicos são proteínas de membrana com um poro, que seleciona o tipo de íon(s) que irá passar pelo canal abaixo do seu gradiente eletroquímico.

6. Os canais mecanossensíveis são, em geral, seletivos para cátions e possuem estruturas distintas.

7. Os canais sensíveis à voltagem possuem simetria quadruplicada. Cada uma das partes apresenta seis hélices transmembrana, em que uma delas possui múltiplos aminoácidos de carga positiva.

8. Existem muitas famílias diferentes de canais quimiossensíveis ou regulados por ligandos, que correspondem aos diferentes ligandos químicos.

9. Os canais intercelulares estabelecem uma conexão entre o interior de uma célula e o interior de outra célula adjacente através de uma via aquosa, que permite a passagem de íons e de outras moléculas pequenas.

10. As bombas permitem o movimento de íons ou outras moléculas acima de seus gradientes, à custa de ATP.

11. Os transportadores deslocam alguns íons ou outras moléculas acima de seus gradientes, á custa do movimento de outros íons abaixo de seus gradientes.

12. Os receptores acoplados à proteína G desencadeiam cascatas de proteínas G intracelulares sob o controle de ativadores extracelulares.

13. Alguns materiais podem sofrer difusão simples abaixo de seus gradientes de concentração, através dos lipídios da membrana.

(14) *Muitas substâncias possuem mecanismos específicos de difusão facilitada, caracterizados por uma afinidade e por uma velocidade máxima de transporte.*

(15) *A pressão osmótica é proporcional à osmolaridade ou à concentração total de todos os solutos.*

(16) *A tonicidade descreve a capacidade de uma solução de impedir a contração ou o aumento de volume das células.*

(17) *As substâncias podem ser transportadas através de camadas de células epiteliais por combinações de bombas e transportadores distribuídos nos lados opostos das células.*

AUTO-AVALIAÇÃO

2.1 Quais as propriedades que distinguem a difusão livre, a difusão facilitada, o transporte ativo primário e o transporte ativo secundário?

2.2 Como os canais iônicos possuem seletividade entre os diversos íons?

2.3 Calcular as alterações que ocorrem nos compartimentos intracelular e extracelular no caso do estudante descrito no texto, quando ingere 4 ℓ de água destilada, partindo do estado de repouso. Repetir o cálculo para a ingestão de 1 ℓ de um tônico para desportistas de 300-mosM.

2.4 Qual a função geral dos canais com junção comunicante? Qual a função da comporta na junção comunicante?

2.5 Por que existem tantas conexinas diferentes em um organismo?

BIBLIOGRAFIA

Boyd D, Schierle C, Beckwith J. How many membrane proteins are there? *Protein Sci* 1998;7:201–205.

Burnstock G. The past, present and future of purine nucleotides as signalling molecules. *Neuropharmacology* 1997;36:1127–1139.

Cabrera-Vera TM, Vanhauwe J, Thomas TO, *et al.* Insights into G protein structure, function, and regulation. *Endocr Rev* 2003;24:765–781.

Chang AB, Lin R, Keith Studley W, *et al.* Phylogeny as a guide to structure and function of membrane transport proteins. *Mol Membr Biol* 2004;21:171–181.

Fahy E, Subramaniam S, Brown HA, *et al.* A comprehensive classification system for lipids. *J Lipid Res* 2005; 46:839–861.

Farfel Z, Bourne HR, Iiri T. The expanding spectrum of G protein diseases. N Engl J Med 1999;340:1012–1020.

Golub T, Wacha S, Caroni P. Spatial and temporal control of signaling through lipid rafts. *Curr Opin Neurobiol* 2004;14:542–550.

Kellenberger S, Schild L. Epithelial sodium channel/degenerin family of ion channels: A variety of functions for a shared structure. *Physiol Rev* 2002;82:735–767.

Simons K, Vaz WL. Model systems, lipid rafts, and cell membranes. *Annu Rev Biophys Biomol Struct* 2004;33:269–295.

Sobczak I, Lolkema JS. Structural and mechanistic diversity of secondary transporters. *Curr Opin Microbiol* 2005;8:161–167.

Soderlund T, Alakoskela JI, Pakkanen AL, Kinnunen PKJ. Comparison of the effects of surface tension and osmotic pressure on the interfacial hydration of a fluid phospholipid bilayer *Biophys J* 2003;85:2333–2341.

Sukharev S, Corey DP. Mechanosensitive channels: Multiplicity of families and gating paradigms. *Sci STKE* 2004;2004(219):re4.

Toyoshima C, Inesi G. Structural basis of ion pumping by Ca2+-ATPase of the sarcoplasmic reticulum. *Annu Rev Biochem* 2004;73:269–292.

Unwin N. The Croonian lecture 2000. Nicotinic acetylcholine receptor and the structural basis of fast synaptic transmission. *Philos Trans R Soc Lond B Biol Sci* 2000;355:1813–1829.

Vial C, Roberts JA, Evans RJ. Molecular properties of ATP-gated P2X receptor ion channels. *Trends Pharmacol Sci.* 2004;25:487–493.

Yamagata M, Sanes JR, Weiner JA. Synaptic adhesion molecules. *Curr Opin Cell Biol* 2003;15:621–632.

Canais e o controle do potencial de membrana   3

OBJETIVOS

▶ *Descrever como os potenciais de membrana são medidos e fornecer valores típicos para diferentes células.*

▶ *Discutir a relação entre a separação da carga através da membrana e o potencial de membrana.*

▶ *Listar as concentrações aproximadas dos principais íons nos compartimentos intra e extracelulares.*

▶ *Descrever os três fatores que controlam o movimento dos íons através das membranas.*

▶ *Determinar se um íon se moverá para o interior ou exterior das células de acordo com o potencial de membrana e o gradiente de concentração do íon.*

▶ *Discutir como as alterações no potencial de membrana mudam quando os íons fluem através das membranas celulares.*

▶ *Explicar as etapas que ocorrem durante a geração de um potencial de Nernst.*

▶ *Explicar as etapas que ocorrem durante a geração de um potencial de membrana de repouso.*

▶ *Discutir por que o fluxo resultante da carga é 0 no estado de repouso embora os íons estejam se movimentando através da membrana.*

▶ *Discutir o papel da bomba de Na/K na geração do potencial de membrana.*

▶ *Definir o registro de corrente unitária e descrever as correntes através dos canais de K isoladamente.*

▶ *Descrever os dois tipos de disseminação da informação elétrica nas células nervosas e musculares.*

▶ *Discutir por que a membrana celular age como um capacitor e que propriedades são transferidas para as células nervosas e musculares.*

▶ *Discutir a diferença entre as constantes de comprimento (espaço) e tempo e a relação dessas constantes com a condução nervosa.*

▶ *Explicar o estado de equilíbrio dinâmico (steady-state) e as propriedades transitórias do cabo e das células nervosas e musculares.*

Todas as células vivas têm uma diferença de potencial elétrico nas suas membranas de superfície. As células agem como miniaturas de baterias; a célula-bateria é nomeada de acordo com a célula biológica. Em repouso, o interior das células é negativo em relação ao exterior em cerca de 0,01 a 0,1 V ou 10 a 100 mV. Os gradientes de concentração dos íons através da membrana são o fornecedor imediato de energia para criar e manter o potencial de repouso. O potencial de repouso é necessário para a excitabilidade elétrica das células nervosas e musculares, recepção sensorial, computação do SNC e para ajudar a regular a transferência de íons através da membrana.

MEDINDO OS POTENCIAIS DE MEMBRANA

A Fig. 3.1 mostra como os potenciais de repouso são medidos. Um músculo é fixado no fundo de um prato preenchido com uma solução salina isotônica com uma composição iônica semelhante à do sangue. Um **microeletrodo** com uma ponta fina puxada de um tubo de vidro e preenchido com 3 M de KCl é posicionado sobre uma das células musculares. Um fio de prata cloretado no microeletrodo é fixado a um terminal de um dispositivo medidor de voltagem, nesse caso um osciloscópio que apresenta um traçado de voltagem *versus* tempo. O outro terminal é fixado a outro fio de prata cloretado localizado no prato; esse é chamado de fio-terra. Quando o microeletrodo se encontra na solução, fica no mesmo potencial que o fio-terra, e o osciloscópio apresenta a leitura de 0 mV. Quando se avança o microeletrodo alguns micrometros na célula muscular, o traçado no osciloscópio salta abruptamente para cerca de –90 mV e permanece assim enquanto o microeletrodo estiver no local. Quando o eletrodo é retirado, o traçado retorna para 0 mV. O experimento pode ser repetido. Se um segundo eletrodo é inserido, ele mede o mesmo potencial, mostrando que os eletrodos não estão criando o potencial de alguma forma.

Quando o microeletrodo se encontra no interior da célula, o KCl está em contato com o citoplasma que está em contato com a membrana. O fio-terra está em contato com a solução externa, em contato com a parte externa da membrana. A diferença de potencial reside na membrana; sendo chamada de potencial de membrana. O potencial de membrana específico, medido quando a célula se encontra em repouso — isto é, não-ativa — também é chamado de potencial de repouso. Células diferentes têm potenciais de repouso diferentes. As células esqueléticas e do músculo cardíaco têm um potencial de repouso de cerca de –90 mV. Os neurônios sensoriais e motores têm um potencial de repouso de cerca de –70 mV; as células do músculo liso, de cerca de –60 mV; e os eritrócitos, de cerca de –10 mV.

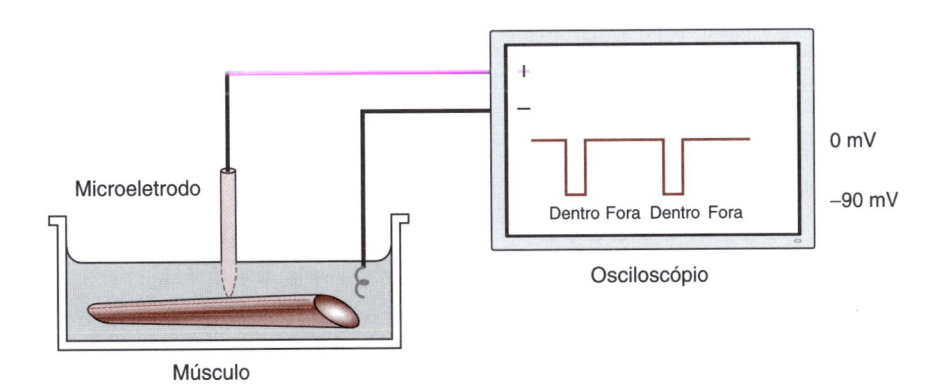

Fig. 3.1 Potenciais de membrana são medidos com microeletrodos preenchidos com soluções eletrolíticas.

SEPARAÇÃO DA CARGA

① O potencial de membrana em repouso é um reflexo da separação das cargas através da membrana. Há algumas poucas cargas negativas em excesso (cerca de 1 pmole/cm^2) na superfície interna e o mesmo número de cargas positivas em excesso na superfície externa (Fig. 3.2). As soluções nos dois lados contêm cerca de 150 mmol/ℓ de cátions e ânions (Quadro 3.1) com cargas positivas e negativas exatamente equilibradas exceto pela camada de cerca de 1 nm da superfície da membrana. As soluções-padrão em ambos os lados são eletricamente neutras.

As cargas excessivas de sinal oposto apresentam uma força atrativa umas pelas outras, mas não alcançam uma à outra porque não conseguem deixar as soluções aquosas com facilidade e entrar na membrana lipídica oleosa. Qualquer carga dentro da membrana também apresenta esta força, tendendo a puxar as cargas positivas para o interior e empurrar as negativas para fora. A voltagem através da membrana é a mensuração elétrica dessa **força eletromotriz** ou desse **potencial** para o movimento de cargas se elas ocorrem dentro da membrana.

A voltagem é diretamente proporcional à quantidade de carga que é separada. A razão entre a carga separada e a voltagem é chamada de **capacitância** da membrana.

$$C = Q/V \qquad [3.1]$$

A carga elétrica é medida em termos de **coulomb** (C); há 96.484 C/mol de carga (essa é a **constante de Faraday**). A unidade de capacitância é o farad (F); 1 C/V é 1 F. A capacitância é a capacidade de armazenar cargas separadas. Muitos computadores pequenos usam um capacitor para armazenar carga suficiente que permita a permanência de uma função mínima por um tempo curto enquanto se troca a bateria. A membrana armazena as cargas opostas mantendo-as separadas.

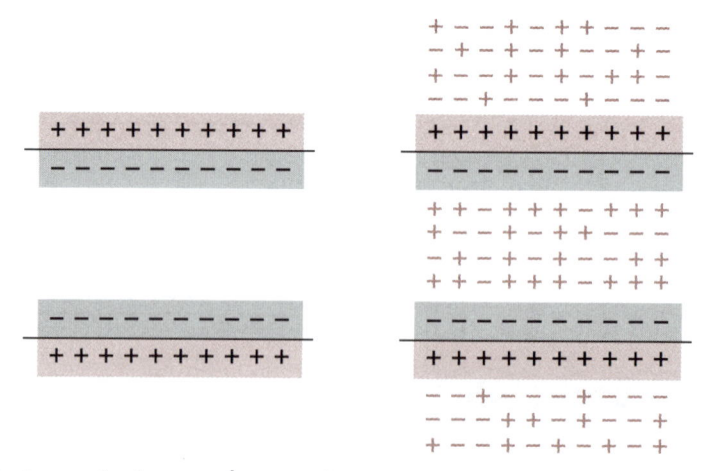

Fig. 3.2 Separação da carga. À esquerda, uma única camada de cargas separada pela membrana. À direita, adicionando uma representação de cargas móveis nas soluções-padrão.

Quadro 3.1 Concentrações de alguns íons de importância sobre a membrana celular muscular[a]

Íon	Concentração extracelular	Concentração intracelular	$E_{íon}$
Cátions			
Na^+	145 mM	12 mM	+65 mV
K^+	4,5 mM	155 mM	−95 mV
Ca^{2+}	2,5 mM	100 nM	+132 mV
Ânions			
Cl^-	132 mM	4 mM	−90 mV
A^-	~0 mM	155 mM	
HCO_3^-	22 mM	8 mM	−26 mV

[a] A^- representa ânions impenetráveis no interior da célula. Muitos são polivalentes; todos juntos não contribuem com 155 mosm para a pressão osmótica. Também há outros osmolitos sem carga na célula.

GERAÇÃO DO POTENCIAL DE REPOUSO

A membrana separa duas soluções com composições iônicas bem diferentes. A geração do potencial de repouso e todas as alterações no potencial (tais como o potencial de ação e os potencias sinápticos) dependem dos gradientes de concentração dos íons através da membrana celular. O Quadro 3.1 apresenta alguns valores típicos para um musculoesquelético. Ambos os lados são eletricamente neutros; as somas das cargas positiva e negativa são iguais. A solução externa tem uma concentração relativamente alta de Na e Cl e uma concentração modesta de K, enquanto a solução interna é alta em K e baixa em Na e Cl; ela tem alta concentração de outros ânions (A^-), tais como grupos fosfato nas proteínas ou ácidos nucléicos e aminoácidos negativamente carregados nas proteínas.

Há um gradiente de concentração interno para Na e Cl, bem como um gradiente de concentração externo para o K. O gradiente de sódio é de cerca de dez vezes; Cl, cerca de 30 vezes; e K, cerca de 40 vezes. O Quadro 3.1 indica um gradiente de concentração interno de 25.000 vezes para o Ca. Os números exatos são fornecidos nesse quadro para facilitar o cálculo dos exemplos mais adiante neste capítulo. Há uma variação normal de cerca de 10% em diferentes pessoas ou diferentes músculos para os valores de Na, K e Cl. O Ca externo normalmente é de cerca de 2,5 mM, mas o Ca interno pode mudar drasticamente com a atividade, aumentando acima de 1 μM quando o músculo está se contraindo.

A membrana celular é permeável para todos os íons listados no Quadro 3.1 exceto A^-; eles podem mover-se através da membrana por meio de vários canais. A membrana não é muito permeável aos íons; comparada com a água, sua permeabilidade é insignificante. Entretanto, é o controle dessa permeabilidade iônica que regula o potencial de membrana e pequenos (por padrões químicos) movimentos dos íons que mudam o potencial de membrana.

FATORES QUE CONTROLAM OS MOVIMENTOS DOS ÍONS

O movimento dos íons é proporcional à **força motriz** resultante sobre eles. A força motriz resultante é o **gradiente eletroquímico** ou a diferença entre a força motriz causada pelo gradiente de concentração e a força causada pelo gradiente de voltagem ou potencial de membrana. O movimento das partículas carregadas é uma corrente elétrica, I. A relação entre a corrente carregada por determinado íon, x, e a força motriz pode ser expressa como

$$I_x = g_x (V - E_x) \qquad [3.2]$$

E_x é a força motriz química para o íon x expressado como um potencial elétrico; isso é descrito de maneira mais completa adiante. V é o potencial de membrana, e $(V - E_x)$ a força do impulso no íon x. A **condutância da membrana** para o íon x é g_x. A condutância geral da membrana para o íon x é proporcional ao número de canais para aquele íon, N; a probabilidade de que um canal esteja aberto, P_o; e a condutância de um único canal aberto, γ; ou

$$g_x = NP_o\gamma \qquad [3.3]$$

A condutância é proporcional à permeabilidade da membrana ou à facilidade com que os íons se movem através dela; também é proporcional à concentração do(s) íon(s) de condução. Na ausência de íons de sódio, um canal de sódio pode ser permeável (se aberto), mas não conduzirá qualquer corrente.

O gradiente de voltagem empurra ou puxa um íon porque o íon está carregado. O gradiente de concentração é uma força conjugada; os íons tendem a se mover de uma concentração alta para uma concentração baixa. Mais íons baterão no canal aberto a partir do lado com maior concentração que o lado com menor concentração, portanto haverá um fluxo para baixo em direção ao gradiente de concentração em proporção ao gradiente.

Para determinar o fluxo resultante de um íon através da membrana, é necessário saber o gradiente de concentração, o gradiente de voltagem (potencial de membrana) e a condutância para o íon. A menos que os três fatores sejam conhecidos, não é possível prever o fluxo do íon. As duas forças no íon a partir dos gradientes de voltagem e concentração podem agir na mesma direção ou em direções opostas.

POTENCIAL DE EQUILÍBRIO DE NERNST

Para qualquer gradiente de concentração específico, é possível escolher um gradiente de voltagem igual e oposto, de forma que o termo entre parênteses na Eq. [3.2] seja zero e não haja corrente resultante. Isso é chamado de **potencial de equilíbrio eletroquímico** ou **potencial de Nernst**, sendo dado por

$$E_x = \frac{RT}{Fz} \ln_e \frac{C_o}{C_i} \qquad [3.4]$$

E_x é o potencial de Nernst (ou **potencial de equilíbrio** ou potencial de difusão) para o íon, C_o e C_i são as concentrações nas partes externa e interna da célula, z é a carga do íon ou a valência, R a constante de gás molar, T a temperatura absoluta e F a constante de Faraday. RT é a energia térmica do material a uma temperatura T, e RT/F é essa energia expressa em unidades elétricas. A temperatura ambiente, RT/F é de cerca de 25 mV. A equação pode ser simplificada para

$$E_x = \frac{60 \text{ mV}}{z} \log_{10} \frac{C_o}{C_i} \quad [3.5]$$

com

$$z = +1 \text{ para Na}^+ \text{ ou K}^+, +2 \text{ para Ca}^{2+}, -1 \text{ para Cl}^-$$

e assim por diante.

O potencial de equilíbrio para um íon é o potencial no qual um fluxo resultante é zero. Pode ser teoricamente calculado usando a fórmula da Eq. [3.5] sem o conhecimento do potencial real da membrana. É uma forma de expressar o gradiente de concentração em termos elétricos, de forma que o gradiente de concentração possa ser comparado com o gradiente de voltagem.

Os potenciais de Nernst para os vários íons no Quadro 3.1 estão listados na última coluna. A Fig. 3.3 compara três desses potenciais de equilíbrio com um potencial de repouso de –90 mV.

Para o cloreto, o gradiente de concentração é para o interior; os íons de Cl gostariam de se mover para o interior da célula porque há maior concentração no exterior. O potencial de repouso de –90 mV exerce uma força para fora nos íons de cloreto negativamente carregados. Esses dois são iguais e opostos; isto é, (V – E_{Cl}) = –90 – (–90) = 0 mV, e os íons de cloreto estão em equilíbrio eletroquímico.

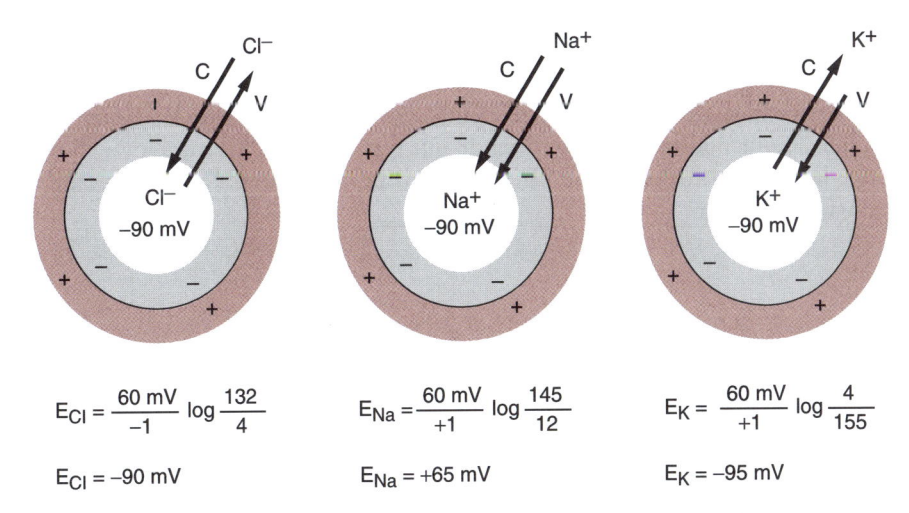

$$E_{Cl} = \frac{60 \text{ mV}}{-1} \log \frac{132}{4}$$

$$E_{Cl} = -90 \text{ mV}$$

$$E_{Na} = \frac{60 \text{ mV}}{+1} \log \frac{145}{12}$$

$$E_{Na} = +65 \text{ mV}$$

$$E_K = \frac{60 \text{ mV}}{+1} \log \frac{4}{155}$$

$$E_K = -95 \text{ mV}$$

Fig. 3.3 Força motriz nos íons que se cruzam através da membrana, gradientes de voltagem e gradientes de concentração.

Para o sódio, o gradiente de concentração também é interno, mas o potencial de membrana negativo exerce uma força interna no íon de Na positivamente carregado. Ambas as forças são internas, e os íons de sódio estão longe do equilíbrio; isto é, $(V - E_{Na}) = -90 - (+65) = -155$ mV. Se a membrana fosse permeável ao Na, ele entraria imediatamente.

Para o potássio, o gradiente de concentração é externo enquanto a força do gradiente de voltagem é interna. A magnitude do gradiente de concentração é ligeiramente maior do que a do gradiente de voltagem; isto é, $(V - E_K) = -90 - (-95) = +5$ mV. Os íons de potássio não ficam em equilíbrio; tendem a deixar a célula.

O cloreto é o único íon no Quadro 3.1 que permanece em equilíbrio. Os íons de Cl são distribuídos em equilíbrio ou bem perto dele nas células do musculoesquelético, mas não na maioria das células nervosas.

Geração do potencial de Nernst

O potencial de repouso tem seu valor específico devido aos gradientes de K e Na, e porque a membrana em repouso mostra-se muito mais permeável ao K do que ao Na. Isso é mais facilmente compreendido considerando primeiro uma membrana que separa o mesmo gradiente, sendo permeável apenas aos íons de K. Tal membrana poderia ser construída reconstituindo os canais de K biológicos em uma camada lipídica dupla artificial ou usando um ionóforo de potássio, tal como a valinomicina, para tornar a membrana lipídica permeável ao K (Fig. 3.4).

Quando as soluções são primeiramente adicionadas aos compartimentos, há um potencial de membrana zero. O K^+ começará a mover para baixo seu gradiente de concentração e, assim, mover a carga positiva do compartimento B para o compartimento A, deixando um excesso de carga negativa no lado B e produzindo um excesso de carga positiva no lado A. Tal separação de carga significa que agora há um potencial de membrana com o lado B negativo para o lado A (ou, equivalentemente, o lado A positivo com relação ao lado B). À medida que o lado B fica mais negativo, o fluxo resultante adicional de B para A será reduzido, até que subseqüentemente carga suficiente tenha sido separada de forma que o fluxo causado pelo aumento da atração elétrica seja igual e oposto ao fluxo devido ao gradiente de concentração. Nesse ponto, o equilíbrio eletroquímico terá sido atingido, e o potencial de membrana será igual ao potencial de Nernst — nesse exemplo, –95 mV com o lado B negativo para o lado A, o que pode ser expresso dizendo que o potencial de Nernst é de +95 mV, com o lado A positivo para o lado B. Essa é uma propriedade de Eq. [3.5], porque o log A/B = –log B/A.

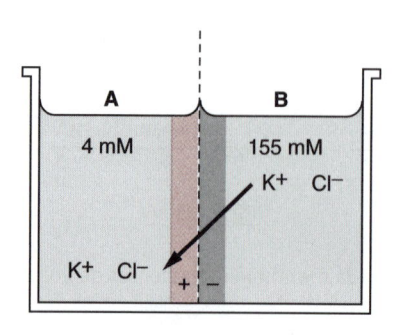

Fig. 3.4 K fluindo para baixo em seu gradiente de concentração através de uma camada dupla artificial permeável apenas aos íons de K^+.

5 Observar que um fluxo de menos de 1 pmol/cm² de carga positiva é necessário para estabelecer o potencial de membrana. As concentrações-padrão de K nos dois lados da membrana não mudaram de maneira significativa. A mudança nas concentrações não é detectável por experimentos químicos comuns.

Um arranjo semelhante ao da Fig. 3.4 é usado clinicamente para medir a concentração de K no sangue ou outras soluções. O lado B é preparado com uma concentração conhecida, sendo a desconhecida colocada no lado A. Permite-se que o sistema entre em equilíbrio e o potencial entre os dois compartimentos seja lido. A Eq. [3.4] é usada para solucionar a concentração de K desconhecida. O medidor de pH é um arranjo semelhante, usando uma membrana, em geral uma lâmina especial, seletivamente permeável aos íons de H⁺. Outros eletrodos ficam disponíveis para outros íons também.

O POTENCIAL DE REPOUSO

O exemplo anterior pode ser ampliado para explicar o potencial de repouso em uma célula muscular, considerando a situação que ocorreria se o potencial de membrana fosse artificialmente mantido eletronicamente em zero e depois liberado. Tal condição pode ser arranjada com um dispositivo com fixação de voltagem (*voltage clamp*) descrito no Cap. 5. Com o objetivo de compreender o processo, é necessário conhecer os gradientes de concentração listados no Quadro 3.1 e que a permeabilidade da membrana para K é 50 a 100 vezes maior do que sua permeabilidade ao Na.

Começando com o potencial de membrana de 0 mV, o K começará a sair da célula enquanto o Na começará a entrar, ambos se movendo para baixo em direção aos seus gradientes de concentração. Entretanto, o movimento de K será maior que o de Na porque a permeabilidade do K é muito maior que a permeabilidade do Na, portanto uma carga positiva resultante sairá da célula, tornando o interior da célula negativo com relação ao exterior.

6 O potencial de membrana negativo em desenvolvimento opõe-se ao efluxo adicional de íons de K e age para aumentar o influxo de íons de Na. Essa tendência continuará, tornando-se o potencial de membrana mais e mais negativo até que três íons de Na entrem através dos canais de Na para cada dois íons de K que saiam através dos canais de K. Nesse ponto, um estado de equilíbrio dinâmico será atingido porque a bomba de Na/K estará expelindo três Na e captando dois íons de K em cada ciclo de consumo de ATP. Não há fluxo resultante nesse **estado de equilíbrio dinâmico**, de forma que o potencial de membrana não mudará enquanto o suprimento de ATP for adequado (Fig. 3.5).

É importante notar que o papel principal da bomba é indireto; a bomba é muito importante para a manutenção dos gradientes, mas contribui apenas com alguns milivolts diretamente para o potencial de membrana. Se este experimento fosse repetido com a bomba bloqueada por **ouabaína** (um glicosídio cardíaco semelhante aos digitálicos) ou pela ausência de ATP, os processos iniciais seriam os mesmos e o processo continuaria até que o influxo de sódio fosse igual ao efluxo de potássio. Nesse ponto, o potencial de membrana pararia, tornando-se mais negativo e, em seguida, começaria muito lentamente a se mover de volta em direção a 0 mV à medida que as concentrações nos dois lados da membrana mudassem durante várias horas.

Usando os elementos do Quadro 3.1, é possível estimar a diferença imediata no potencial de membrana que pode ser atribuído à bomba em funcionamento. Quando

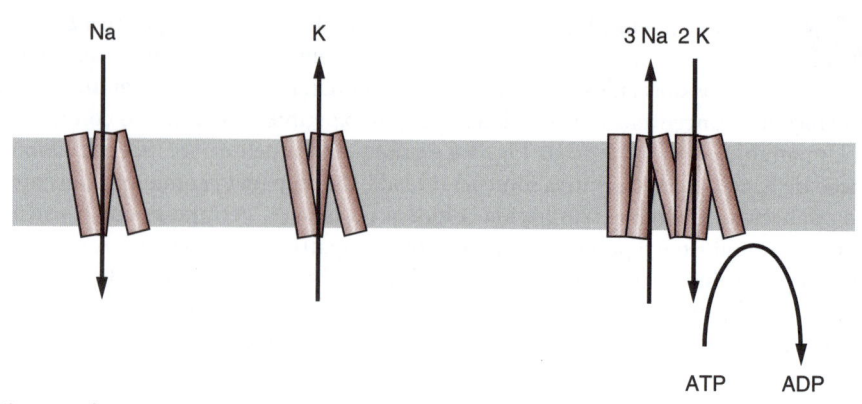

Fig. 3.5 Íons fluindo para baixo em direção ao seu gradiente de concentração através dos canais e ativamente transportados para cima em direção ao gradiente de concentração pelas bombas.

o potencial de membrana é de –90 mV, há uma força motriz resultante de 5 mV nos íons de K. Se o potencial de membrana se tornasse 2,5 mV menos negativo para –87,5 mV, a força motriz nos íons de K seria aumentada em 50%, de forma que três íons de K sairiam para cada dois que saíssem a –90 mV. Haveria uma redução de 2,5 mV na força motriz nos íons de Na, mas isso é menos que 2% da força motriz de 155 mV, portanto provocaria uma mudança desprezível no influxo de Na, e três íons de Na entrariam para cada três íons de K que saíssem. Assim, cerca de 87,5 mV do potencial de repouso vêm dos gradientes e 2,5 mV adicionais vêm diretamente da bomba.

Se as concentrações e as condutâncias iônicas forem conhecidas, o potencial de membrana pode ser calculado usando a Eq. [3.4] para encontrar os potenciais de Nernst e a Eq. [3.2] para encontrar as correntes. Quando o potencial de membrana não muda, não há corrente resultante. Se a bomba não estiver em funcionamento e a membrana conduzir apenas Na e K, $I_{Na} = -I_K$ ou $g_{Na}(V - E_{Na}) = -g_K(V - E_K)$, que pode ser rearranjada para resolver para V.

$$V = (g_{Na}E_{Na} + g_K E_K)/(g_{Na} + g_K) \qquad [3.6]$$

O potencial de membrana é a média pesada dos potenciais de equilíbrio, pesados por suas respectivas condutâncias. Se $g_K \gg g_{Na}$ o potencial de membrana ficará perto de E_K; se $g_{Na} \gg g_K$, ele ficará próximo de E_{Na}, e, se forem iguais, ficará na metade. Se a membrana for permeável apenas para estes dois íons e não houver fonte externa de corrente elétrica, o potencial de membrana ficará sempre entre E_K e E_{Na}. Tais conceitos serão mais úteis quando as condutâncias mudarem, como observado nos próximos três capítulos.

Pelo fato de a membrana em repouso ser preferencialmente permeável ao potássio, o potencial de repouso é sensível à concentração externa de potássio (Fig. 3.6). Aumentar o K externo trará o potencial de membrana para próximo de zero ou **despolarizará** a membrana. Uma mudança de potencial na direção positiva, em direção a 0 mV, é uma despolarização. Uma mudança na outra direção, tornando o potencial de membrana mais negativo, é uma **hiperpolarização**.

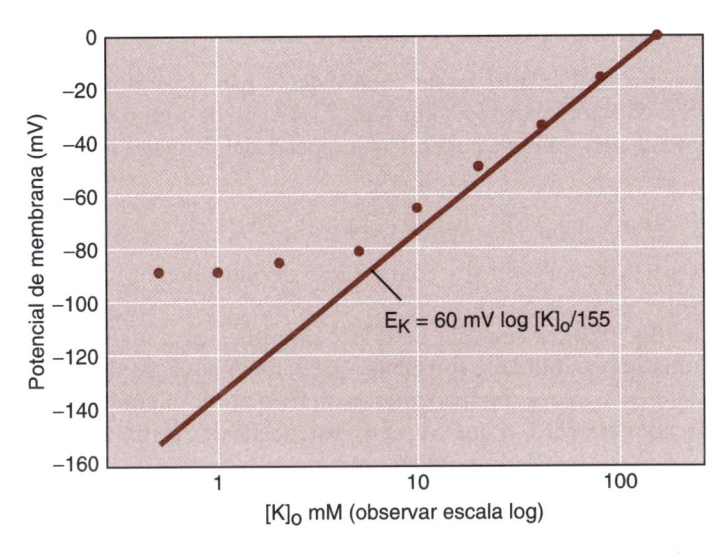

Fig. 3.6 O potencial de membrana como função da concentração externa de K. Observar a escala de concentração logarítmica.

$E_K = 60$ mV log $[K]_o/155$

O K_o elevado despolariza as membranas porque reduz o gradiente de K através da membrana e faz o E_K ficar próximo de zero, o que reduz a tendência do K de sair do axônio, sendo, assim, o equilíbrio atingido em um potencial menos negativo. K_o elevado é perigoso, condição potencialmente letal porque as células excitáveis requerem que o potencial de repouso normal permaneça excitável. Duplicar o nível de K no sangue provavelmente compromete a função cardíaca.

Canais de K_{ir} sustentam potencial de repouso

Algumas células, notavelmente as células do musculoesquelético e as cardíacas, apresentam canais de K_{ir} abertos, conduzindo, portanto, a um potencial de repouso, e acredita-se que sejam o principal contribuidor para a condutância de K em repouso. Esses foram chamados de retificadores internos quando experimentos demonstraram que a corrente interna através deles, quando o potencial de membrana era hiperpolarizado além de E_K, era maior do que a corrente externa observada quando a membrana era despolarizada. Talvez seja um nome inadequado porque, na vida normal, as membranas nunca sofrem hiperpolarização tão grande. Os aspectos importantes da função desse canal são serem abertos para o movimento externo do potássio próximo do potencial de repouso e depois se tornarem não-condutores quando a célula é despolarizada. Tal bloqueio no estado despolarizado será considerado importante para os potenciais de ação do músculo cardíaco, como descrito no Cap. 5.

O K_{ir} não é um canal sensível à voltagem. O bloqueio surge porque o Mg^{2+} ou outros cátions polivalentes no citoplasma tentam atravessar o canal quando ele está despolarizado e ficam presos, evitando, assim, que o K use o canal. Se os canais forem estudados sob condições sem cátions polivalentes, conduzirão K igualmente bem em ambas as direções.

EQUAÇÃO DE GOLDMAN-HODGKIN-KATZ

⑦ Se as permeabilidades forem conhecidas, e não as condutâncias, a equação teórica de Goldman-Hodgkin-Katz (GHK) ou de campo constante freqüentemente será utilizada para calcular o potencial de membrana.

$$V = 60 \text{ mV} \log_{10}\{(P_{Na}Na_o + P_K K_o + P_{Cl} Cl_i)/$$
$$(P_{Na}Na_i + P_K K_i + P_{Cl} Cl_o)\} + \text{contribuição devido à bomba} \quad [3.7]$$

Como na Eq. [3.6], a equação de GHK simplifica para a equação de Nernst se apenas uma permeabilidade for maior que zero. A equação de GHK tem sido útil para descrever os resultados experimentais quando algumas concentrações são programadas em zero, o que torna os potenciais de Nernst na Eq. [3.6] sem sentido.

A relação entre a permeabilidade e a condutância pode ser estabelecida em uma base quantitativa, considerando a condição quando o potencial de membrana é zero e, em seguida, após multiplicar o fluxo químico pela constante de Faraday, equacionando as Eqs. [2.1] e [3.6] para obter a corrente elétrica. Assim

$$g_x E_x = P_x F \Delta C_x \quad [3.8]$$

ALTERAÇÕES NO POTENCIAL DE MEMBRANA

O potencial de membrana mudará se a corrente for injetada no interior da célula, ou através de microeletrodo do experimentador ou abrindo canais que permitam que os íons fluam para baixo nos gradientes eletroquímicos. Leva-se tempo para mudar o potencial de membrana; ele não saltará instantaneamente para um novo valor. Muitas células musculares e nervosas são muito longas, mais de 1 m para algumas células nervosas. O efeito de uma corrente localizada se disseminará passivamente do local da injeção, mas pode não mudar o potencial da célula inteira. Esses efeitos temporais e espaciais são partilhados pelos cabos elétricos, sendo chamados de **propriedades do cabo**, as quais podem ser compreendidas considerando a capacitância da membrana, a resistência da membrana e a resistência citoplasmática longitudinal entre as diferentes partes da célula.

⑧ A **disseminação passiva** através das propriedades do cabo deve ser distinguida da **disseminação ativa** através dos potenciais de ação. Os efeitos passivos ocorrem sem qualquer alteração no número de canais abertos. Se for injetada uma quantidade suficiente de corrente em um axônio nervoso que o despolarize acima do limiar, um potencial de ação será desencadeado e se propagará sem perda da amplitude sobre toda a extensão da célula. O potencial de ação é **regenerado** à medida que se propaga. À proporção que a onda da abertura dos canais de sódio se move, a energia é suprida para o processo a partir do gradiente de Na ao longo de todo o axônio. Em contrapartida, uma despolarização menor ou uma hiperpolarização que não abre os canais de Na se disseminarão apenas alguns milímetros, tornando-se progressivamente menores quando medidas a uma distância maior do estímulo.

A capacitância da membrana é a razão entre a carga separada e o potencial de membrana — Eq. [3.1]. A capacitância está relacionada com a geometria da membrana por

$$C = \frac{\text{área de K}}{\text{espessura}} \qquad [3.9]$$

onde K é uma constante que descreve a composição material da membrana. Se a área for maior, usará uma quantidade maior de carga para mudar o potencial. Quanto mais delgada a membrana, mais perto umas das outras são as cargas e mais cargas deverão ser movidas para mudar o potencial. A capacitância de uma membrana típica é de cerca de 1 µF/cm², valor freqüentemente usado para estimar o tamanho de uma célula medindo sua capacitância.

A resistência da membrana é a recíproca da condutância da membrana.

$$R_m = 1/g_m \qquad [3.10]$$

A resistência longitudinal é proporcional à extensão e inversamente proporcional à área do corte transversal.

$$R_l = \frac{\text{extensão } \rho}{\text{área}} \qquad [3.11]$$

PROPRIEDADES PASSIVAS DE UMA CÉLULA REDONDA PEQUENA

Considerar primeiramente uma célula suficientemente pequena a ponto de considerar o mesmo potencial para todo o seu interior. Ela terá uma capacitância proporcional à sua área e resistência não-infinita devido à condutância de seus canais abertos. Considerar dois microeletrodos no interior da célula, um para injetar corrente e o outro para medir o potencial de membrana (Fig. 3.7A). O circuito equivalente, mostrado na Fig. 3.7B, pode representar as propriedades elétricas dessa célula.

Quando um pulso quadrado de corrente for injetado no interior da célula, a voltagem mudará, como indicado na Fig. 3.7C. A magnitude da corrente é o número de coulombs de carga por segundo. Primeiramente, esse fluxo de carga é todo fornecido para a capacitância, e a voltagem muda proporcionalmente à quantidade de carga que foi injetada. Entretanto, quando a voltagem mudar, a corrente começará a fluir através da resistência da membrana proporcionalmente à mudança na voltagem (lei de Ohm). Em seguida, um novo estado de equilíbrio dinâmico será atingido onde a carga no capacitor e o potencial de membrana param de mudar e toda a carga que chega depois flui através da resistência. O potencial do estado de equilíbrio dinâmico difere do potencial original por $\Delta V = iR$.

Quando o pulso é fechado, a capacitância se descarrega através da resistência. O fluxo através da resistência diminui à medida que a voltagem diminui, o que produz a queda exponencial no tempo, ou

$$\Delta V = iR \exp(-t/\tau)$$

A fase de elevação é a imagem de espelho, ou

$$\Delta V = iR[1 - \exp(-t/\tau)]$$

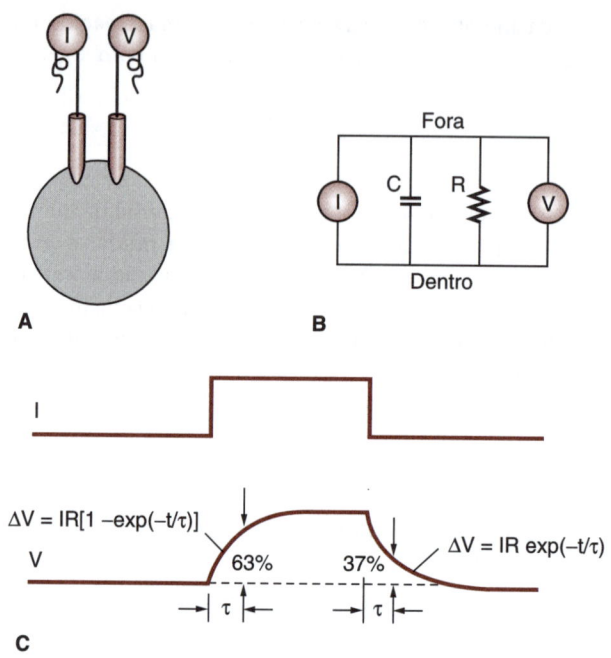

Fig. 3.7 Célula esférica (A), seu circuito equivalente (B) e a resposta de voltagem a um pulso injetado de corrente (C).

> ⑨ τ é a **constante de tempo** característica — o tempo que leva para descarregar a mudança na voltagem para $1/e = 37\%$ do seu valor (ou o tempo que leva para carregar para 63% de seu valor final). $\tau = RC$; uma membrana com uma resistência maior ou uma capacitância maior leva mais tempo para se carregar ou se descarregar. Muitas células apresentam constantes de tempo na faixa de 1 a 20 ms.

PROPRIEDADES PASSIVAS DE UMA CÉLULA CILÍNDRICA LONGA

Em uma célula estendida, a resposta é uma função tanto do tempo quanto da distância do local da estimulação. Isso é mais simples de descrever considerando primeiramente uma situação artificial em que o tempo não é importante. A Fig. 3.8A mostra uma célula longa empalada por quatro microeletrodos, um para injetar corrente e três para medir o potencial de membrana em distâncias diferentes. Quando uma corrente constante é distribuída por tempo suficiente para atingir um novo estado de equilíbrio dinâmico, a mudança no potencial de membrana é maior no local da injeção da corrente e diminui exponencialmente em ambas as direções.

$$\Delta V = \Delta V_o \exp\left(-\frac{x}{\lambda}\right)$$

> ⑩ λ é a **constante de comprimento** característica, a distância usada para o potencial cair para 37% de seu valor no local da injeção. O potencial será de 37% desse valor ou 14% do valor original a duas constantes de compri-

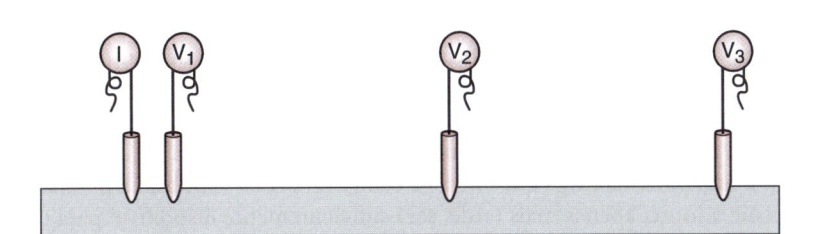

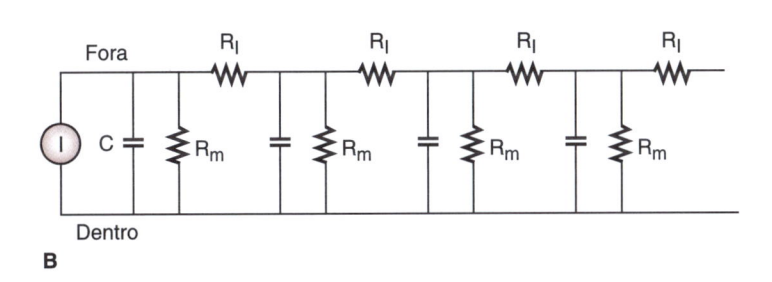

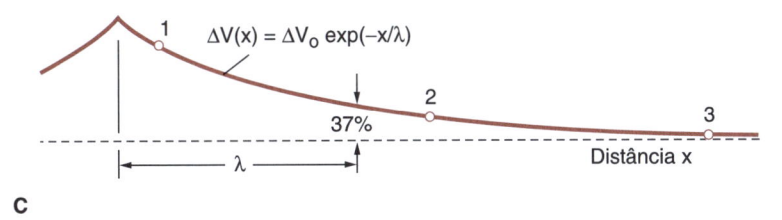

Fig. 3.8 Uma célula longa (**A**), seu circuito equivalente (**B**) e a distribuição em estado de equilíbrio dinâmico de seu potencial de membrana em resposta à injeção controlada de corrente (**C**).

mento adiante e menos de 1% do valor original cinco constantes de comprimento adiante. As constantes de comprimento para a maioria das células musculares e nervosas são de 0,1 a 2 mm. Uma célula de 10 μm é aproximadamente isopotencial, mas uma célula nervosa de 150 cm de comprimento requer um mecanismo de propagação ativo para ser capaz de comunicar a atividade elétrica de uma extremidade a outra.

A mudança de voltagem declina porque parte da corrente injetada vaza para fora da célula e não fica disponível para despolarizar as regiões adjacentes. A quantidade que vaza é proporcional à mudança de voltagem, por isso o declínio é exponencial. A constante de comprimento depende da razão entre a resistência da membrana e a resistência axoplasmática longitudinal: $\lambda = \sqrt{(r_m/r_l)}$.*

Se a resistência da membrana for maior, a membrana será menos permeável, a constante de comprimento mais longa, e o potencial se disseminará mais adiante. Se

---

*A raiz quadrada pode ser avaliada considerando que as unidades de r_l são ohms divididos por centímetros, e as de r_m são ohms multiplicados por centímetros.

a resistência longitudinal for mais baixa, que é o caso nos axônios de diâmetro maior, a corrente fluirá mais facilmente axônio abaixo, e a constante de comprimento será mais longa.

À medida que a distância da injeção aumenta, a amplitude da resposta transitória diminui e o tempo de aumento fica mais longo e mais sigmoidal (Fig. 3.9). Inicialmente, a maior parte da carga que entra na célula vai para a membrana imediatamente adjacente à fonte; apenas mais tarde, será suficientemente disponível para carregar a membrana distal. Quando o pulso chega ao fim, todas as respostas diminuem em uma mesma proporção. Sinapses são distribuídas nas árvores dendríticas em diferentes distâncias do corpo celular. As sinapses mais distantes terão menos efeito na atividade celular e serão menos abruptas na chegada.

A disseminação passiva também é importante para a propagação do potencial de ação; constitui o mecanismo de conexão entre a região ativa e a região de repouso adjacente. Os potenciais de ação se propagam mais rapidamente nos axônios de diâmetro maior porque têm resistência longitudinal mais baixa e constantes de comprimento mais longas.

Quando as junções célula a célula ligam as células, podem operar eletricamente como se fossem todas uma célula. Muitas das células no coração são emparelhadas, e os potenciais de ação se propagam de uma célula para outra sustentados pela disseminação passiva de despolarização através das junções célula a célula. Também há junções célula a célula entre alguns neurônios no SNC.

Para algumas, é útil visualizar uma analogia hidráulica desses fenômenos elétricos. A voltagem elétrica é análoga à pressão da água e a corrente elétrica ao fluxo da solução. A célula longa é semelhante a uma mangueira com vazamento, com uma menor resistência da membrana correspondendo a mais vazamentos, e resistência longitudinal menor correspondendo a um diâmetro maior da mangueira.

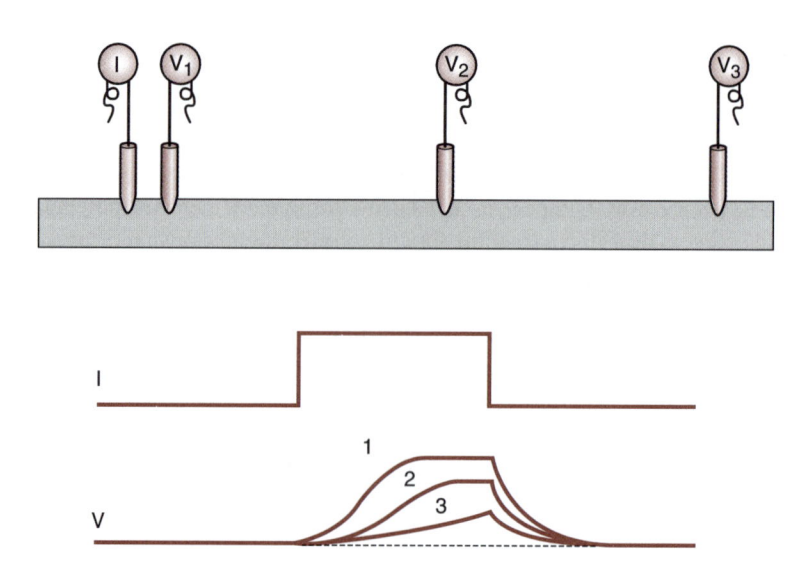

Fig. 3.9 As respostas transitórias da voltagem em três distâncias a partir do local de um pulso de corrente injetado.

PONTOS-CHAVE

① Um potencial de membrana elétrico é diretamente proporcional à separação das cargas positiva e negativa através da membrana celular. A razão entre carga separada e voltagem é a capacitância da membrana.

② As membranas celulares separam soluções com composições iônicas bem diferentes.

③ O movimento dos íons é diretamente proporcional à força motriz resultante nos íons. A força motriz resultante é o gradiente eletroquímico ou a diferença entre o efeito no potencial de membrana e o efeito do gradiente químico.

④ O efeito do gradiente químico pode ser expresso pelo potencial de equilíbrio de Nernst.

⑤ Apenas um número pequeno de íons deve ser separado para produzir o potencial de membrana, o que é insignificante comparado com as concentrações disponíveis em ambos os lados.

⑥ O potencial de membrana de repouso é um estado de equilíbrio dinâmico com íons que se movem para baixo em seu gradiente eletroquímico através dos canais e sendo um número igual bombeado para seu gradiente eletroquímico à custa de ATP.

⑦ A equação de Goldman-Hodgkin-Katz poderá ser usada para calcular o potencial de membrana se as permeabilidades a vários íons e suas concentrações forem conhecidas.

⑧ Quando a corrente flui através da membrana, o potencial de membrana muda no tempo e no espaço, governado pelas "propriedades do cabo".

⑨ Quando uma fase da corrente é injetada em uma célula, o tempo que leva para o potencial atingir 63% de seu valor final é igual ao produto da resistência da membrana multiplicado pela capacitância da membrana.

⑩ Quando uma corrente controlada é injetada em uma célula longa, o potencial muda as quedas exponencialmente com a distância, caindo em 63% em um comprimento igual à raiz quadrada da razão da resistência da membrana dividida pela resistência axoplasmática longitudinal.

AUTO-AVALIAÇÃO

3.1 Qual é a relação entre os fluxos iônicos e a corrente elétrica?
3.2 Como o potencial de repouso é gerado?

3.3 Qual é a mudança no potencial de repouso com cada uma das seguintes mudanças na concentração iônica? Em cada caso, há também uma mudança na concentração de um contra-íon impermeante a fim de manter a neutralidade da solução.

a. Aumento de 40 mM de Na^+_o

b. Aumento de 10 mM de K^+_i

c. Aumento de 10 mM de K^+_o

d. Aumento de 100 mM de A^-_i

e. Redução de 50 mM no Na^+_o

3.4 Qual é o efeito da intoxicação por ouabaína no potencial de repouso?

3.5 Para um grupo de concentrações iônicas (mM) como mostrado a seguir,

	Dentro	Fora
Na	12	145
K	155	4,5
Cl	4	132
Ânion	155	
Ca		2,5

Encontrar o potencial de membrana para $g_k = 200\ g_{Na}$, $g_{Na} = 50\ g_K$ e $g_{Na} = g_K$

3.6 Desenhar eixos semelhantes aos que aparecem abaixo. Em seus eixos, desenhar as mudanças no potencial de membrana para a seqüência $g_k \gg g_{Na}$, $g_{Na} \gg g_K$, $g_K \ggg g_{Na}$, $g_K \gg g_{Na}$

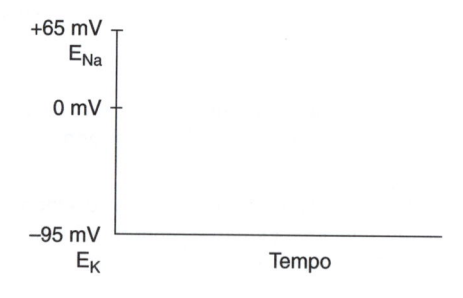

+65 mV E_{Na}

0 mV

−95 mV E_K

Tempo

Potenciais geradores sensoriais   4

OBJETIVOS

▶ Listar oito sensações e os nomes das células receptoras sensoriais especializadas responsáveis pela geração de tais sensações.
▶ Descrever a adaptação sensorial nesses receptores.
▶ Desenhar um esboço esquemático de (a) um corpúsculo de Pacini e sua célula ganglionar sensorial (incluindo o corpo celular e processo central); (b) uma célula pilosa coclear e suas sinapses; (c) um fotorreceptor e suas sinapses.
▶ Listar três ou mais diferenças entre os canais iônicos subjacentes aos potenciais de ação, potenciais de repouso e potenciais receptores.

Os animais desenvolveram ampla variedade de órgãos sensoriais capazes de monitorar as substâncias químicas, luz, som e outros eventos mecânicos nos ambientes externo e interno. As células ou porções de células que realizam a etapa inicial da transdução sensorial convertem luz ou energia mecânica ou a presença de condições químicas específicas em uma mudança no potencial de membrana chamado **potencial receptor** ou **potencial gerador sensorial**. Nas células sensoriais pequenas, esse potencial gerador controla diretamente o processo de liberação sináptica descrito no Cap. 6. Nas células mais longas, o potencial gerador inicia um potencial de ação que se propaga para uma terminação pré-sináptica distante e depois desencadeia um processo de liberação.

Cada célula sensorial tem um estímulo apropriado, chamado **estímulo adequado**. O SNC interpreta sinais que vêm dessa célula em termos de seu estímulo adequado. O estímulo adequado para fotorreceptores no olho é a luz visível. Se um choque elétrico, ou pressão suficiente, for aplicado no olho, uma pessoa relatará *flashes* de luz, embora o ambiente esteja escuro.

Cada célula tem também um **campo receptor** que é a região no espaço do estímulo que evoca uma resposta naquela célula. O campo receptor de um fotorreceptor na retina é um local específico no espaço visual na frente do olho e uma faixa de cores para a qual aquele receptor é sensível. O campo receptor para um nervo somatossensorial na pele é a área da pele que desencadeia a resposta. O campo receptor para um neurônio olfatório é a gama de substâncias químicas que ele pode detectar. As células no SNC relacionadas com a informação sensorial também têm campos receptores. Células diferentes lidam com as informações sensoriais dos pés e das mãos. As informações que entram chegam em **"linhas rotuladas"**; os processadores do SNC sabem de onde elas vêm. Há muitos locais no cérebro que têm campos receptores que incluem a mesma localização no espaço visual. Os campos receptores dessas células de ordem superior são mais complexos, pois o processamento do sinal ocorreu comparando os impulsos de saída de uma célula inferior com o das outras.

② A **transdução** mecanossensorial é direta, através de canais mecanossensíveis na membrana. A célula sensorial freqüentemente tem moléculas ou estruturas para enfocar a energia mecânica ou filtrar distúrbios mecânicos não-desejados e pode haver um órgão elaborado — tal como o que abrange os ouvidos externo, médio e interno a fim de distribuir a energia mecânica desejada para a célula adequada. No final, um canal catiônico relativamente não-específico se abre, e tanto os íons de Na como de K movem-se para baixo em direção a seus gradientes de concentração. Nos mecanorreceptores da pele, como o **corpúsculo de Pacini** discutido adiante, há uma força motriz maior nos íons de Na, portanto mais Na do que K se move e a célula se despolariza. O número de canais mecanossensíveis que se abrem é proporcional ao tanto que a membrana é distendida pelo estímulo. Um estímulo maior abre mais canais e produz uma maior despolarização (Fig. 4.1). Se a despolarização for suficientemente grande, os potenciais de ação serão iniciados e se propagarão em direção ao SNC.

A situação é mais complexa no ouvido, porque as células sensoriais (chamadas de **células pilosas sensoriais**, pela aparência semelhante ao pêlo dos cílios modificados em sua superfície apical) são parte de um epitélio que separa duas soluções diferentes. Entretanto, o distúrbio mecânico dessas células pelo som apropriado também conduz a uma corrente interna através dos canais mecanossensíveis e despolariza a célula. As células pilosas sensoriais são curtas e sofrem sinapse com as células nervosas auditivas no ouvido. As células pilosas não têm potenciais de ação; são curtas se comparadas com sua constante de comprimento, por isso podem depender de disseminação passiva para abrir os canais de Ca_V para liberar transmissores.

③ Parte da quimiossensação do paladar é sustentada diretamente pelos canais quimiossensíveis, como nos receptores do glutamato para o paladar **umâmi** (o paladar salgado característico do glutamato); são canais de cátions relativamente não-seletivos que despolarizam as células. Outros usam canais ainda mais diretamente; o Na que se move através dos canais epiteliais de sódio (ENaC)

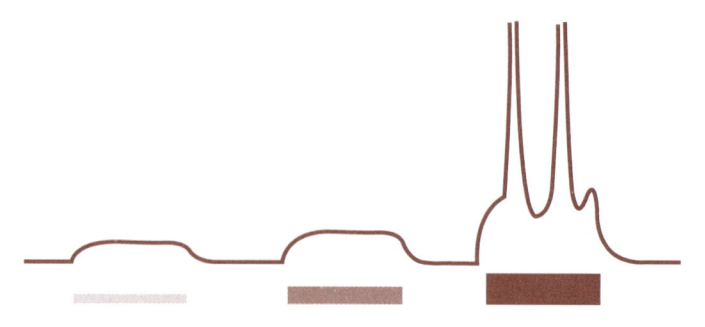

Fig. 4.1 Alterações no potencial de membrana de uma terminação mecanossensorial aos estímulos de três amplitudes diferentes.

despolariza as células para promover a sensação de paladar salgado. Odores são detectados pelos receptores acoplados à proteína G (GPCR) cujas proteínas G ativam adenililciclase, elevando, assim, os níveis de monofosfato de adenosina cíclico (cAMP). O cAMP abre um canal catiônico não-específico **controlado pelo nucleotídio cíclico** (CNG) que despolariza a célula. Os canais de CNG são tetrâmeros com seis segmentos TM, sendo estruturalmente semelhantes aos canais de K_V, mas não possuem a primorosa seletividade desses para íons de K e a sensibilidade à voltagem.

A transdução da luz também envolve os GPCR com sete segmentos TM: rodopsina nos bastonetes e três opsinas nos cones adaptados para comprimentos de onda curtos, médios e longos (ou azuis, verdes e vermelhos). O cromóforo que absorve a luz é o 11-*cis*-retinal (MW 284). A absorção de um fóton desencadeia a conversão do retinal em isômero *trans* total, o que causa uma alteração conformacional na proteína opsina que informa a proteína G de que ocorreu um evento (Fig. 4.2). A proteína G é chamada transducina; foi a primeira proteína G a ser identificada, tendo sido nomeada antes de a família ser bem conhecida. A transducina ativa uma fosfodiesterase que hidrolisa o monofosfato de guanosina cíclico (GMPc). Na escuridão, há um canal de CNG que é aberto e transporta corrente interna. O canal se fecha quando o nível de GMPc cai; quando há luz, a corrente escura diminui e a célula se hiperpolariza. Há uma amplificação ao longo dessa via química,

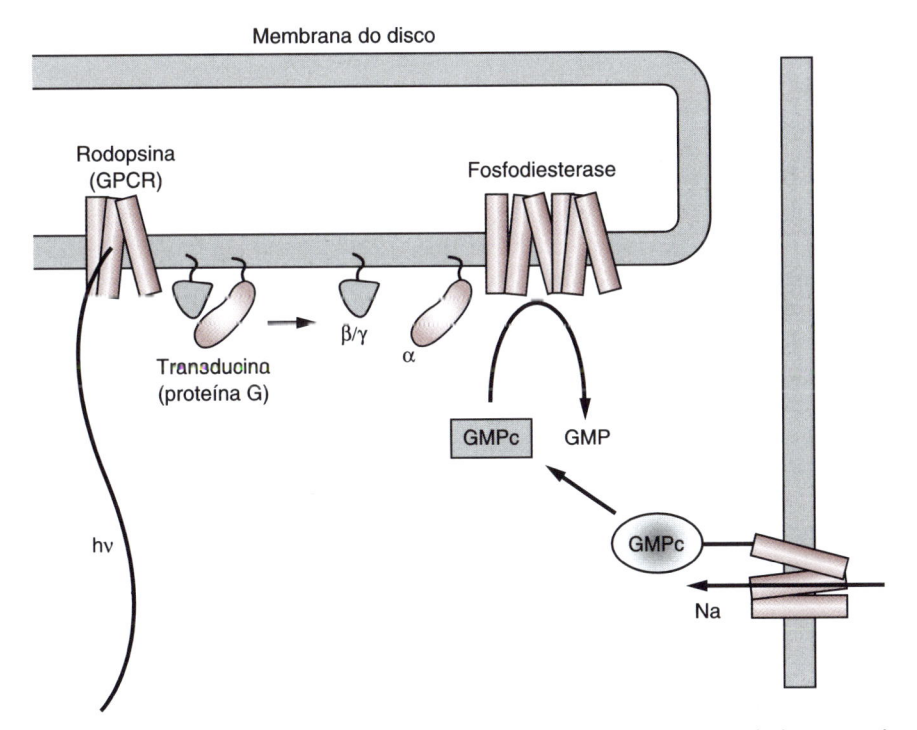

Fig. 4.2 Processos que ligam a absorção da luz através da rodopsina e o fechamento de canais ligados ao nucleotídio cíclico.

por isso um fóton leva ao fechamento de muitos canais CNG. A hiperpolarização reduz o débito constante de vesículas sinápticas a fim de passar a mensagem adiante para a próxima célula na via para o cérebro.

A sensação de temperatura da pele desconfortavelmente quente foi ligada à ativação direta de um canal chamado de VR1, de receptor vanilóide. Também é conhecido como receptor de capsaicina porque pode ser ativado pela capsaicina vanilóide, o ingrediente mais picante das pimentas ardidas. O VR1 é um membro da família do canal dos receptores de potenciais transitórios (TRP); tem uma arquitetura com seis TM e é permeável aos cátions. Elevar a temperatura na faixa dos 42°C (107,6°F), o que muitos observadores humanos identificaram como dolorosamente quente, abre esse canal, despolariza a terminação sensorial e inicia uma série de potenciais de ação. Outros membros da família TRP foram associados à sensação de temperatura, embora nem todas com dor.

5 A dor é uma condição com história filosófica longa. Alguns nociceptores específicos foram identificados, mas também há muitos outros receptores que podem estar associados à dor. O K^+ elevado das células lesionadas ou o corte direto de uma célula nervosa podem induzir a potenciais de ação que podem ser interpretados como dor. Os canais iônicos sensíveis ao ácido (ASIC) na família ENaC respondem ao ácido láctico liberado no coração e despolarizam os nervos que promovem a via sensorial para a sensação de dor da angina. Os canais receptores P_2X_3, que podem ser ativados pela adenosina trifosfato (ATP) liberada pelas células lesionadas, foram associados à dor a partir de bexigas excessivamente distendidas, e os receptores P_2X_4 foram associados a uma dor neuropática gerada no interior do sistema nervoso sem estímulos externos óbvios.

ADAPTAÇÃO SENSORIAL

6 Todos os sentidos, exceto a dor, adaptam-se; se apresentarem-se com um estímulo contínuo, a resposta diminuirá com o tempo. O corpúsculo de Pacini adapta-se rapidamente e responde a um estímulo contínuo com apenas um ou dois potenciais de ação no início (Fig. 4.3). Quando o estímulo é liberado, há uma resposta precária, e outro potencial de ação é iniciado. A maior parte dessa adaptação ocorre na cápsula semelhante a uma cebola das células acessórias que circunda a terminação nervosa. Quando um lado da cápsula é distorcido pelo estímulo, primeiramente a distorção é transmitida para a terminação nervosa, e o nervo se despolariza. Depois, a cápsula expande-se para os lados, as forças no nervo são aliviadas, e o nervo pára de disparar. Quando o estímulo é removido, a cápsula volta para sua forma original, empurrando temporariamente os lados do nervo no processo. O corpúsculo de Pacini é regulado para fornecer o máximo de informações sobre os estímulos vibratórios e ignorar a pressão contínua.

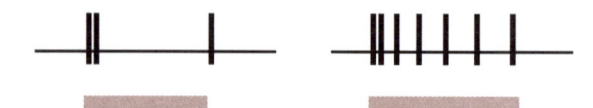

Fig. 4.3 Adaptação sensorial rápida e lenta.

Os órgãos do fuso muscular são estruturas sensoriais incrustadas nos musculo-esqueléticos, que fornecem informações sobre o comprimento do músculo para o SNC (ver Fig. 1.3). Os fusos musculares adaptam-se rapidamente a alterações no comprimento, mas também continuam a disparar durante o estímulo contínuo. A freqüência de disparo diminui lentamente durante o estímulo; os fusos musculares são considerados de adaptação lenta (Fig. 4.3).

O sistema nervoso em geral está mais interessado em mudanças no ambiente, e, reduzindo as mensagens que indicam que um estímulo ainda está presente, mais atenção pode ser dada às alterações. A adaptação ocorre em muitos níveis, desde o tecido acessório antes do potencial receptor, o potencial receptor em si, o mecanismo de codificação que inicia os potenciais de ação e em muitas sinapses superiores onde a mensagem que chega é integrada aos outros sinais. A adaptação à luz ocorre contraindo-se as pupilas, com fotoclareamento de pigmentos e por regulação de *feedback* das etapas na cascata bioquímica.

Muitos sentidos têm alguma forma de **controle eferente**. O sistema nervoso simpático pode liberar norepinefrina sobre o corpúsculo de Pacini, o que aumenta sua sensibilidade aos estímulos mecânicos. Os órgãos do fuso muscular têm nervos eferentes (nervos motores γ) que estabelecem a gama de comprimentos aos quais o nervo sensorial é mais sensível. Também há células pilosas motoras no ouvido que podem aumentar seletivamente a sensibilidade das células pilosas sensoriais a determinados sons. Há muitos controles no olho para assegurar que o objeto de interesse esteja adequadamente focado em uma porção apropriada da retina mesmo quando a cabeça muda sua posição no espaço.

PONTOS-CHAVE

① Cada célula sensorial tem um estímulo adequado.

② Tato, audição e outra mecanossensação ocorrem através dos canais mecanossensíveis.

③ O paladar é mediado pelos canais quimiossensíveis, e o odor pelos receptores acoplados à proteína G e canais de entrada para os nucleotídios cíclicos (CNG).

④ A visão também é mediada pelos receptores acoplados à proteína G — por exemplo, rodopsina — e canais de CNG.

⑤ A dor é mediada pelos canais iônicos sensíveis ao ácido e canais ativados pela purina.

⑥ Todos os sentidos, exceto a dor, adaptam-se.

AUTO-AVALIAÇÃO

4.1 O que é um estímulo adequado?
4.2 O que é um campo receptor?
4.3 O que é transdução sensorial?
4.4 Os potenciais receptores estão sempre se despolarizando (ou as correntes receptoras sempre internas)?
4.5 O que é adaptação sensorial e como/de onde ela surge?
4.6 O que é uma linha rotulada?

BIBLIOGRAFIA

Lledo PM, Gheusi G, Vincent JD. Information processing in the mammalian olfactory system. *Physiol Rev* 2005;85:281–317.

Macefield VG. Physiological characteristics of low-threshold mechanoreceptors in joints, muscle and skin in human subjects. *Clin Exp Pharmacol Physiol* 2005;32:135–144.

Matulef K, Zagotta WN. Cyclic nucleotide-gated ion channels. *Annu Rev Cell Dev Biol* 2003;19:23–44.

McCleskey EW, Gold MS. Ion channels of nociception. *Annu Rev Physio*. 1999;61:835–856.

Nicolson T. Fishing for key players in mechanotransduction. *Trends Neurosci* 2005;28:140–144.

Tominaga M, Caterina MJ. Thermosensation and pain. *J Neurobiol* 2004;61:3–12.

Potenciais de ação 5

OBJETIVOS

▶ *Descrever a ativação dos potenciais de ação.*
▶ *Explicar a propagação dos potenciais de ação.*
▶ *Descrever as correntes da membrana subjacentes aos potenciais de ação.*
▶ *Descrever a atividade dos canais que produzem os potenciais de ação.*
▶ *Explicar o fundamento da membrana com relação ao limiar do potencial de ação e do período refratário.*
▶ *Explicar as ações do cálcio, anestésicos locais e neurotoxinas nos potenciais de ação.*
▶ *Descrever a relação entre a atividade do canal e a contração do músculo cardíaco.*
▶ *Descrever o fundamento da membrana com relação aos marca-passos cardíacos intrínsecos.*
▶ *Descrever os efeitos da acetilcolina e NE nos potenciais de ação cardíacos.*

O PAPEL DOS CANAIS DE SÓDIO SENSÍVEIS À VOLTAGEM

Os potenciais de ação constituem alterações no potencial de membrana que se propagam ao longo da superfície das células excitáveis. São mais conhecidos nas células nervosas e musculares, mas também ocorrem em algumas outras células, como as células-ovo associadas à fertilização e as células das plantas. Diferentemente de algumas outras alterações no potencial de membrana, os potenciais de ação caracterizam-se como sendo "tudo-ou-nada"; possuem um limiar para excitação e uma duração estereotipada. Imediatamente após um potencial de ação, a célula excitável tem um período refratário, quando é mais difícil ou impossível evocar um segundo potencial de ação.

Assim como a maioria das alterações no potencial de membrana, os potenciais de ação são o resultado de alterações na permeabilidade da membrana causadas pela atividade dos canais, ou proteínas incrustadas na dupla camada lipídica da membrana que facilita o movimento passivo de íons específicos para baixo em direção aos seus gradientes eletroquímicos. Um potencial de ação é uma alteração no potencial de membrana a partir de um potencial de repouso de cerca de −70 mV (o interior da célula é negativo) para cerca de +30 mV e depois de volta ao potencial de repouso. Sua duração nos musculoesqueléticos e nervos é da ordem de 1 ms; nas células musculares ventriculares, sua duração é de várias centenas de milissegundos. Nos musculoesqueléticos e nervos, as alterações de permeabilidade subjacentes são um aumento transitório da permeabili-

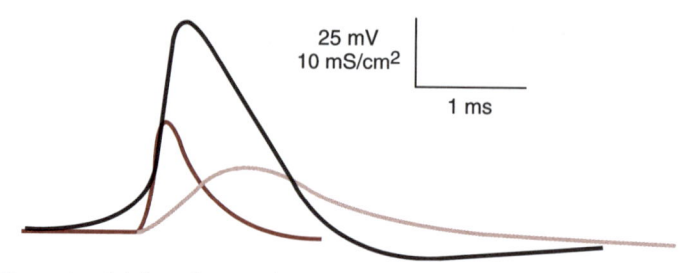

Fig. 5.1 Um potencial de ação e as alterações subjacentes na condutância da membrana para Na e K.

dade ao sódio, seguida, após um atraso, de um aumento da permeabilidade ao potássio causada, respectivamente, pela ativação dos canais de sódio e potássio (Fig. 5.1). Os potenciais de ação cardíacos são mais complexos e também envolvem a ativação dos canais de cálcio.

Os potenciais de ação são tudo-ou-nada e propagam-se, pois os canais de sódio são sensíveis à voltagem. A despolarização, redução do potencial de membrana, de −70 mV em direção a 0 mV, induz uma alteração conformacional dentro de algumas centenas de microssegundos na proteína do canal de sódio, o que leva a um aumento da permeabilidade aos íons sódio. Os íons sódio movem-se para o interior da célula através destes canais abertos e trazem carga positiva com eles, o que posteriormente despolariza a célula, abrindo mais canais de sódio (Fig. 5.2).

Esta alça de *feedback* positivo persiste até que todos os canais de sódio tenham se aberto. Na vida, uma vez iniciada a alça, ela continua até a finalização. A despolarização dissemina-se passivamente para as regiões adjacentes da membrana e ativa os canais de sódio das proximidades. Essa onda de alteração molecular conformacional e atividade elétrica propaga-se sobre a extensão da superfície da célula a velocidades de até 120 m/s.

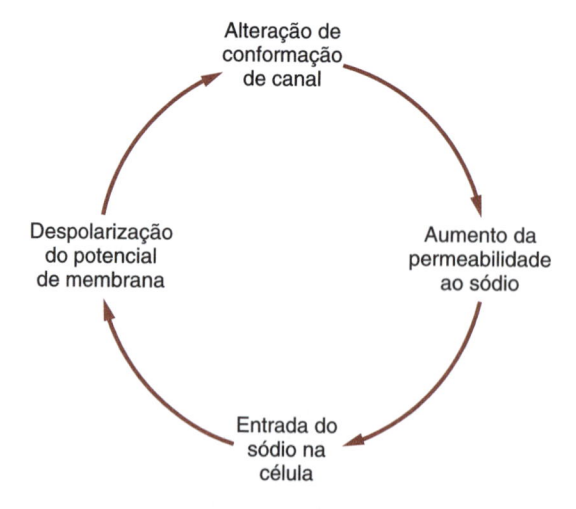

Fig. 5.2 Ciclo de *feedback* positivo do potencial de ação.

A energia potencial armazenada no gradiente de concentração de sódio é seqüencialmente usada ao longo da via de propagação. A velocidade de condução é determinada pela freqüência de alteração molecular e propriedades elétricas da célula que controlam a disseminação das alterações do potencial (propriedades do cabo).

Cerca de um milissegundo mais tarde, os canais de sódio passam por uma segunda alteração conformacional e inativam-se. Nessa terceira conformação, são fechados e o sódio não passa mais. Além disso, os canais de Na são incapazes de se abrir novamente até que a membrana seja repolarizada de volta para o potencial de repouso durante alguns milissegundos para permitir a recuperação da inativação (Fig. 5.3). Esse fechamento automático dos canais de sódio limita a duração dos potenciais de ação do musculoesquelético e nervo. A perda da capacidade de abrir novamente produz o período refratário.

O movimento em direção ao exterior dos íons K que carregam carga positiva para fora da célula produz a repolarização (a fase de queda do potencial de ação). Em algumas células, os canais de K_V — cuja ativação é mais lenta do que a dos canais de sódio — facilitam a repolarização. Nos axônios mielinizados dos mamíferos, a corrente de repolarização passa através dos canais de potássio (não sensíveis à voltagem) que produzem o potencial de repouso. Os axônios parecem ser uma exceção; os terminais nervosos pré-sinápticos e os corpos celulares da maioria dos neurônios apresentam canais de K_V.

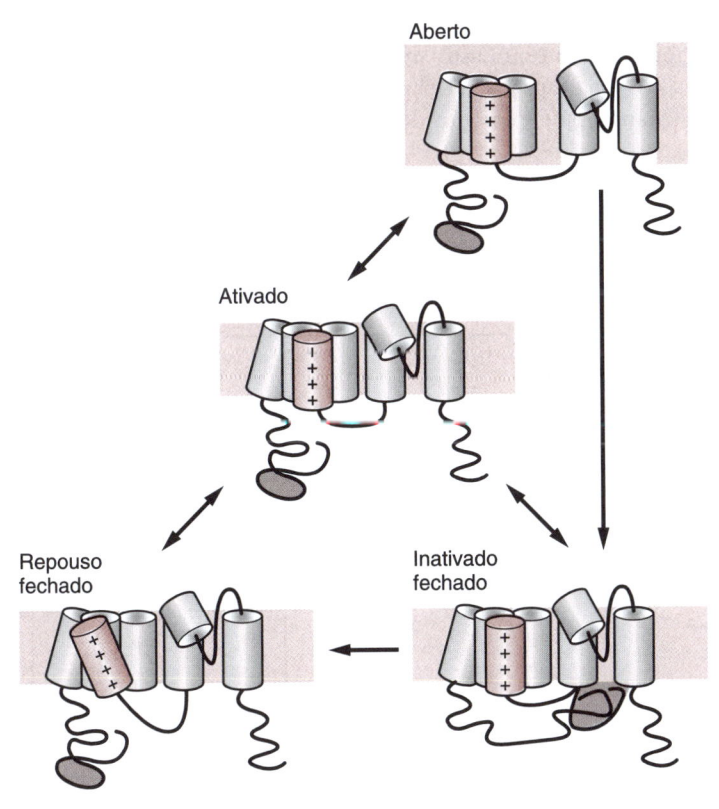

Fig. 5.3 Os canais de sódio podem ficar em diferentes estados funcionais.

FIXAÇÃO DE VOLTAGEM

Essa compreensão do mecanismo do potencial de ação provém do trabalho de Alan Hodgkin e Andrew Huxley realizado há cerca de 50 anos. Trabalhando com axônios nervosos gigantes isolados da lula, eles foram capazes de construir eletrodos e circuitos eletrônicos que lhes permitiram quebrar a alça de *feedback* positivo e medir o efeito de uma alteração no potencial de membrana nas permeabilidades sem qualquer alteração no potencial de membrana causada pelo movimento dos íons. Sua técnica era incluir a membrana do nervo em um circuito de *feedback* negativo (Fig. 5.4).

Um par de eletrodos mede o potencial de membrana; isso em seguida é comparado com um potencial de comando desejado. Se o potencial de membrana for diferente do potencial de comando, faz-se com que uma corrente flua através da membrana em uma direção que reduza a diferença, o que é análogo a um termostato que mede a temperatura e ativa o aquecimento ou resfriamento se a temperatura medida for diferente do valor desejado.

Hodgkin e Huxley usaram pulsos quadrados para seu potencial de comando; o potencial de membrana foi mudado em alguns microssegundos a partir do potencial de repouso e depois mantido a um nível constante por vários milissegundos enquanto as correntes de membrana foram registradas. Após isso, o potencial de membrana foi retornado ao nível de repouso. Quando o pulso vai do potencial de repouso para 0 mV, quatro tipos diferentes de corrente podem ser identificados (Fig. 5.5).

O primeiro é o movimento de carga necessário para mudar o potencial ou mudar a carga na capacitância da membrana. Segundo, há uma pequena corrente externa chamada de corrente de abertura. Depois há uma corrente interna

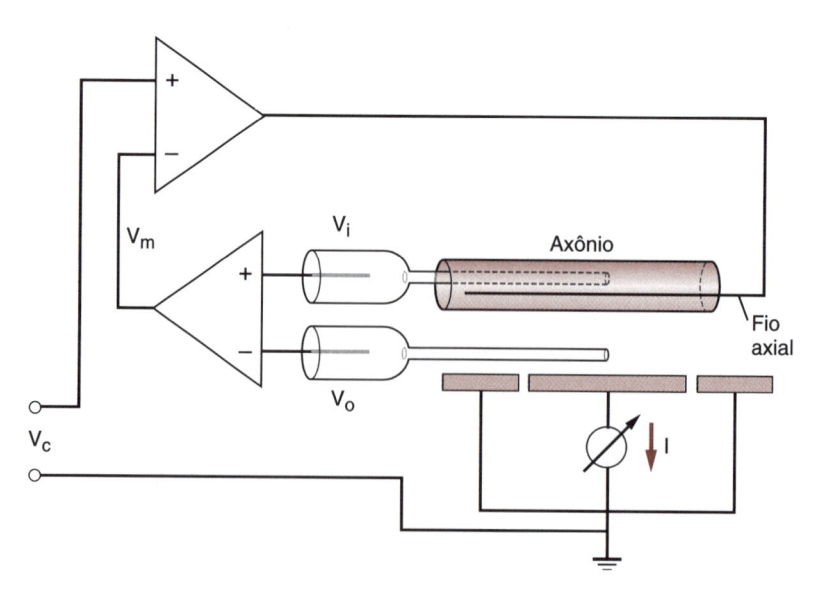

Fig. 5.4 Circuito de fixação de voltagem simplificado para um axônio gigante de lula.

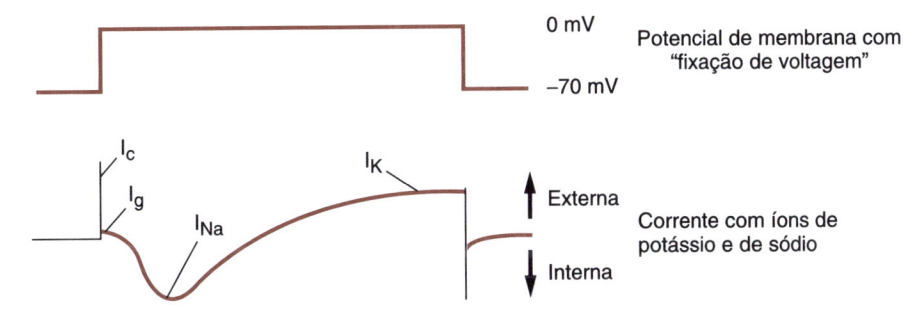

Fig. 5.5 Correntes da membrana em resposta a um pulso de fixação de voltagem. I_c, corrente de capacidade; I_g, corrente de abertura; I_{Na}, corrente de sódio; I_K, corrente de potássio.

substituída em poucos milissegundos por uma corrente externa, que dura tanto quanto o pulso.

Podem-se mudar os conteúdos de um segmento de um axônio de lula com uma simples solução salina e manter os canais em funcionamento. Mudando as soluções por meio de banho de ambos os lados da membrana, foi possível separar as correntes carregadas pelos íons Na (I_{Na}) e íons K (I_K), bem como ver as correntes de abertura (I_g) ainda presentes na ausência de um ou outro íon (Fig. 5.6). Íons de colina ou tetrametilamônia podem ser usados para manter a condutividade nas soluções enquanto não penetram os canais da membrana.

Observar que, nesse potencial, a corrente de Na é interna, e a corrente de K externa. A corrente de Na ativa ou aumenta mais rapidamente que a corrente de K.

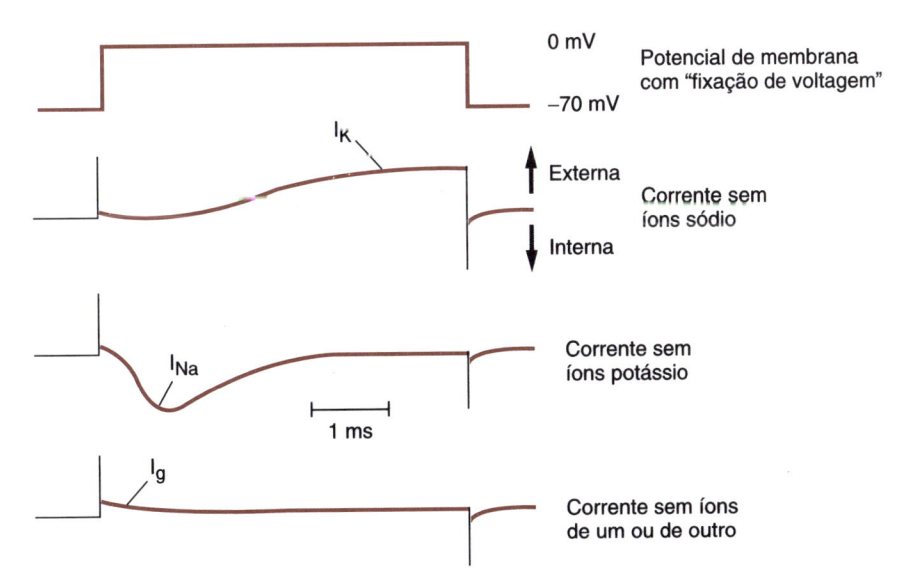

Fig. 5.6 Separação das correntes mudando as soluções.

A corrente de Na inativa-se ou reduz-se durante o pulso, embora o potencial de membrana seja mantido a 0 mV, enquanto a corrente de K permanece durante a duração do pulso.

Se o potencial de membrana é pulsado de −70 a −140 mV (um pulso hiperpolarizante), a corrente de abertura e as correntes iônicas não aparecem; apenas o transiente da capacidade é observado. Se o potencial for pulsado para outros potenciais despolarizados, os quatro componentes da corrente estarão presentes, embora sua amplitude e tempo, e, no caso do I_{Na}, a direção possam mudar (Fig. 5.7).

4 A corrente de Na torna-se mais interna entre o potencial de repouso e cerca de 0 mV. Os pulsos maiores produzem menos corrente de Na interna até que, em cerca de +60 mV, nenhuma corrente resultante passe através dos canais de Na. Pulsos ainda maiores podem levar a corrente de Na externa através dos canais de Na. O reverso da corrente ocorre no potencial de equilíbrio do sódio, E_{Na}. Se as proporções das concentrações que banham ambos os lados da membrana forem mudadas, esse potencial de reversão também mudará. Com despolarizações modestas, a corrente interna aumenta porque pulsos maiores abrem mais canais de sódio. Entretanto, o potencial menos negativo diminui a força motriz interna nos íons sódio; após a maior parte dos canais de Na ter sido aberta, despolarizações ainda maiores reduzem a corrente de Na. Quando o potencial de membrana excede o potencial de equilíbrio do sódio, o Na é forçado para fora da célula através dos canais de Na abertos. Em um potencial de ação de funcionamento livre, o potencial de membrana nunca excede o potencial de equilíbrio do sódio e sempre há uma entrada resultante de Na para o interior da célula.

5 A corrente de Na ativa-se e inativa-se mais rapidamente à medida que o tamanho do pulso é aumentado. Se um segundo pulso for administrado após o primeiro, a corrente de abertura e a corrente de sódio durante o segundo pulso serão menores do que durante o primeiro pulso (Fig. 5.8). Ambos recuperam-se em paralelo à medida que a duração entre os pulsos é aumentada. A taxa de recuperação da inativação também é dependente da voltagem, pois os canais se recuperam mais rapidamente em potenciais mais hiperpolarizados.

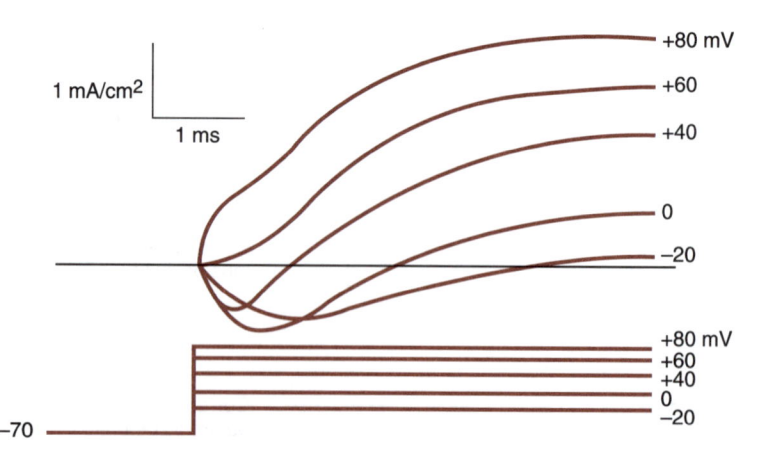

Fig. 5.7 Respostas da corrente às fases da voltagem de amplitude variada. Os transientes da corrente de capacitância não são mostrados.

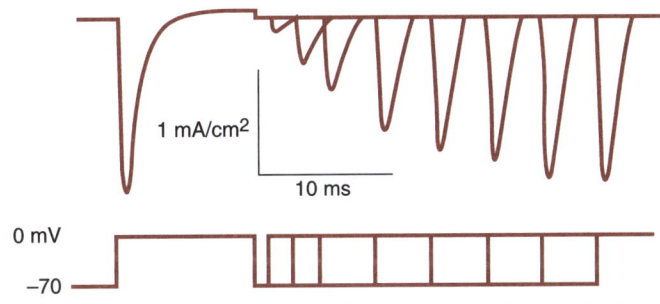

Fig. 5.8 A recuperação da inativação mostrada por um experimento de dois pulsos com diferentes quantidades de tempo no potencial de repouso entre pulsos. Os transientes de corrente de capacidade não são mostrados.

A corrente de K aumenta e torna-se mais rápida à medida que o potencial de membrana é aumentado. Acima de cerca de +20 mV, o aumento em amplitude torna-se proporcional à mudança do potencial, indicando que todos os canais são abertos e que apenas a força motriz continua a aumentar.

A corrente de abertura é um sinal direto das alterações conformacionais nas proteínas do canal de sódio. Essas moléculas contêm grupos carregados e dipolos que se movem ou reorientam-se quando o campo elétrico muda. Tal movimento pode ser medido como a corrente de abertura. À medida que o pulso é tornado progressivamente mais positivo e mais canais de sódio se abrem, a amplitude da corrente de abertura cresce e as correntes tornam-se mais rápidas. Acima de cerca de +20 mV, essas duas mudanças são complementares e a área sob o traçado da corrente de abertura é constante, indicando que todos os canais estão passando por alterações conformacionais e o fazem mais rapidamente em potenciais mais positivos.

A corrente de capacitância aumenta linearmente de acordo com o tamanho do pulso porque requer mais carga para mudar a voltagem em quantidades maiores.

Hodgkin e Huxley separaram as correntes e mostraram como as correntes iônicas eram proporcionais à força motriz nos íons. Depois criaram equações matemáticas que tentaram igualar a amplitude e o curso de tempo das alterações de permeabilidade, mostrando que essas equações poderiam prever a amplitude e o curso de tempo dos potenciais de ação assim como seu limiar, velocidade de condução, período refratário e várias outras características. Seu conceito de descrever a corrente iônica como o produto da condutância multiplicado pela força motriz foi usado para descrever a maioria dos fenômenos eletrofisiológicos restantes em todas as células e tecidos.

As equações de Hodgkin-Huxley estão disponíveis em um programa de computador comercial chamado Neuron. O *website* (http://pb010.anes.ucla.edu/VC.htm) tem uma versão em JavaScript que permite manipular as equações com os mais modernos *browsers* da *web*.

LIMIAR

O limiar surge porque há dois efeitos diferentes de despolarizações pequenas. Por um lado, a despolarização aumenta a probabilidade de que os canais de sódio dependentes da voltagem se abram e permitam corrente interna, o que leva a mais despolarização (Fig. 5.2). Por outro lado, a despolarização move o potencial de membrana para longe do potencial de equilíbrio do potássio, aumentando a força motriz resultante nos íons potássio e produzindo, assim, uma corrente externa através dos canais de potássio do potencial de repouso, o que leva à repolarização.

Se um número suficiente de canais de sódio for aberto de forma que a corrente de sódio interna exceda a corrente externa de potássio, a célula terá excedido o limiar e continuará a se despolarizar até que todos os canais de sódio disponíveis tenham-se aberto. Os tratamentos que reduzem a corrente de sódio — por exemplo, reduzir a concentração extracelular de sócio ou reduzir o número de canais de sódio — elevam o limiar.

PERÍODOS REFRATÁRIOS

Durante um potencial de ação, a maior parte dos canais de Na ativa-se ou abre-se e depois inativa-se e fecha-se em um estado que difere de sua condição antes do potencial de ação. A fim de recuperar-se da inativação e ficar disponível para se abrir novamente, os canais de Na devem despender algum tempo com o potencial de membrana próximo do potencial de repouso. Eles não se recuperarão se a membrana permanecer despolarizada.

Durante essa recuperação, considera-se o axônio refratário porque é resistente à estimulação. O período refratário é dividido em dois segmentos: um período refratário absoluto quando nenhum estímulo, embora grande, pode evocar um segundo potencial de ação, seguido de um período refratário relativo quando o axônio pode ser estimulado novamente, mas requer um estímulo maior para desencadear a segunda resposta que foi necessária para o primeiro (Fig. 5.9).

Durante o período refratário absoluto, tão poucos canais de sódio recuperaram-se que mesmo se todos os canais recuperados fossem abertos, não haveria corrente de sódio suficiente para exceder a corrente externa de potássio, que tende a restaurar e manter o potencial de repouso. Durante o período refratário relativo, uma despolarização maior é necessária porque uma fração maior de canais de sódio

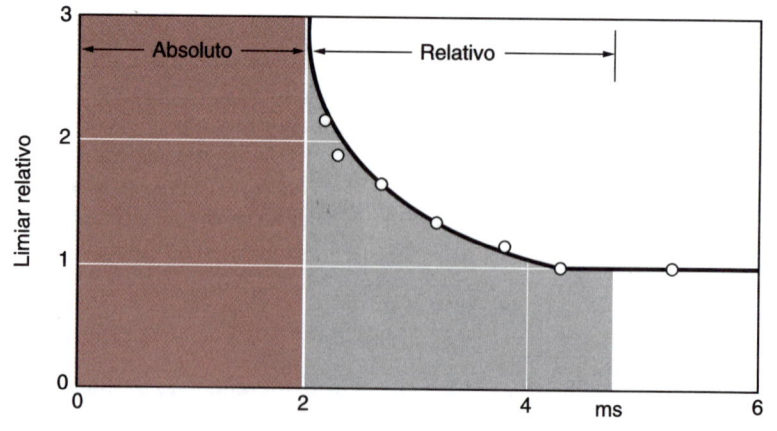

Fig. 5.9 Períodos refratários absoluto e relativo.

disponíveis deve ser aberta para obter o mesmo número de canais abertos no primeiro estímulo. Além disso, em muitas células musculares e nervosas, há mais canais de potássio abertos imediatamente após um potencial de ação, o que também torna a excitação da célula por uma segunda vez mais difícil.

MIELINIZAÇÃO

Os sistemas nervosos dos vertebrados apresentam uma especialização da função nervosa não observada nos invertebrados, isto é, a mielinização (Fig. 5.10). As células acessórias envolvem os axônios nervosos com muitas camadas de sua própria membrana, isolando eletricamente a maior parte da célula. Os canais de sódio agrupam-se nas regiões entre esses revestimentos, nos **nodos de Ranvier**. A corrente de Na entra na célula apenas em tais nodos; a excitação "pula" de nodo em nodo no que se chama **condução saltatória**. A disseminação entre os nodos é a mesma disseminação passiva observada nas células nervosas desmielinizadas, porém mais eficaz, ou seja, produz uma velocidade de condução mais rápida. Os envoltórios de mielina aumentam a resistência entre o axoplasma e o meio circundante, o que aumenta a constante de comprimento para a disseminação passiva. A mielina também aumenta a espessura efetiva, o que diminui a efetiva capacitância e reduz a quantidade de carga necessária para mudar o potencial. Ambos os efeitos aceleram a condução.

DOENÇAS

Há muitas doenças ou condições de excitação reduzida ou excessiva das células. Talvez a mais familiar seja a condução de informação de dor aguda, freqüentemente tratada com anestésicos locais, que agem bloqueando os canais de Na_V. Algumas formas de epilepsia e certas arritmias cardíacas também são tratadas com bloqueadores dos canais de Na. Um tipo de **síndrome do QT longo** (QTL) foi ligado a uma mutação em um dos genes do canal de Na, e uma **paralisia periódica hipopotassêmica** foi ligada ao outro. Outras síndromes QTL foram associadas aos canais de K_V.

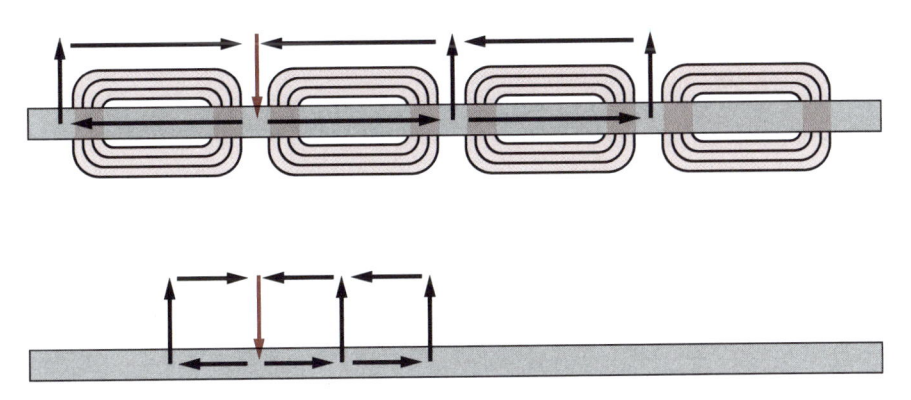

Fig. 5.10 Efeito da mielinização na disseminação longitudinal da corrente.

(10) A **hipocalcemia** está associada a um aumento da excitabilidade dos nervos e musculoesquelético, podendo produzir incontrolável contração muscular (**tetania**). A hipercalcemia torna os nervos e músculos menos excitáveis. Considera-se que o cálcio se liga à membrana próximo ao sensor de voltagem do canal de sódio e exerce um efeito na proteína do canal semelhante à hiperpolarização. A sensibilidade à voltagem dos canais de sódio é "desviada" ao longo do eixo da voltagem por meio de alterações no cálcio extracelular. O resultado é que, nas condições com baixo teor de cálcio, o canal de sódio se abre em resposta a um menor estímulo ou mesmo espontaneamente em um potencial de repouso. A ligação ao cálcio não muda o potencial de repouso medido com eletrodos nos compartimentos-padrão em ambos os lados da membrana.

(11) Há doenças **desmielinizantes**, tais como a **esclerose múltipla** (EM), em que a mielina é perdida e a condução pode tornar-se mais lenta ou tudo falha. A EM é uma doença auto-imune, sendo geralmente tratada com esteróides, tais como a prednisona. Os sintomas podem ser atenuados promovendo condicionamento de ar ou mudando para um clima mais frio. O esfriamento ajuda, de alguma forma paradoxalmente — porque, embora retarde a abertura dos canais de sódio e, portanto, a propagação da velocidade, também retarda a inativação dos canais de Na_V e aumenta a duração dos potenciais de ação; por isso, o influxo de Na maior torna a propagação mais confiável.

FÁRMACOS E TOXINAS

Após a identificação dessas condutâncias de Na e K específicas, demonstrou-se que são molecularmente separadas porque diferem na farmacologia e respondem de maneiras diferentes a vários fármacos. A **tetrodotoxina** (TTX), um veneno encontrado nos órgãos internos dos peixes que inflam seu corpo, bloqueia seletivamente os canais de Na_V do nervo em concentrações nanomolares. Os anestésicos locais, tais como a **lidocaína** ou benzocaína, também bloqueiam os canais de Na_V. Há maior diversidade entre os canais de K_V e entre os fármacos que os bloqueiam. Os íons tetraetilamônio (TEA) e 4-aminopiridina estão entre os bloqueadores dos canais de K_V. Também há compostos que ativam cronicamente os canais de Na_V, tais como a veratridina, inseticidas piretróides e brevetoxina, uma das toxinas *da maré vermelha*.

REGISTROS EXTRACELULARES — POTENCIAIS DE AÇÃO COMPOSTOS

(12) Os potenciais de ação podem ser registrados com um par de fios colocados na superfície de um feixe de nervos, tipicamente com cerca de 1 cm de distância. Quando um impulso nervoso passa por esses fios, um potencial de ação **bifásico** é observado na tela do osciloscópio (Fig. 5.11), sendo um registro diferencial do mesmo impulso nervoso que apareceria como na Fig. 5.1 se o registro fosse feito com um microeletrodo intracelular. Ocorre uma deflexão quando o impulso passa o primeiro fio e a segunda ocorre quando passa no segundo fio. Eles estão em direções opostas porque os dois fios levam a placas opostas do osciloscópio. Se o nervo for comprimido entre os eletrodos de forma que o impulso não atinja o segundo eletrodo, a resposta torna-se **monofásica**.

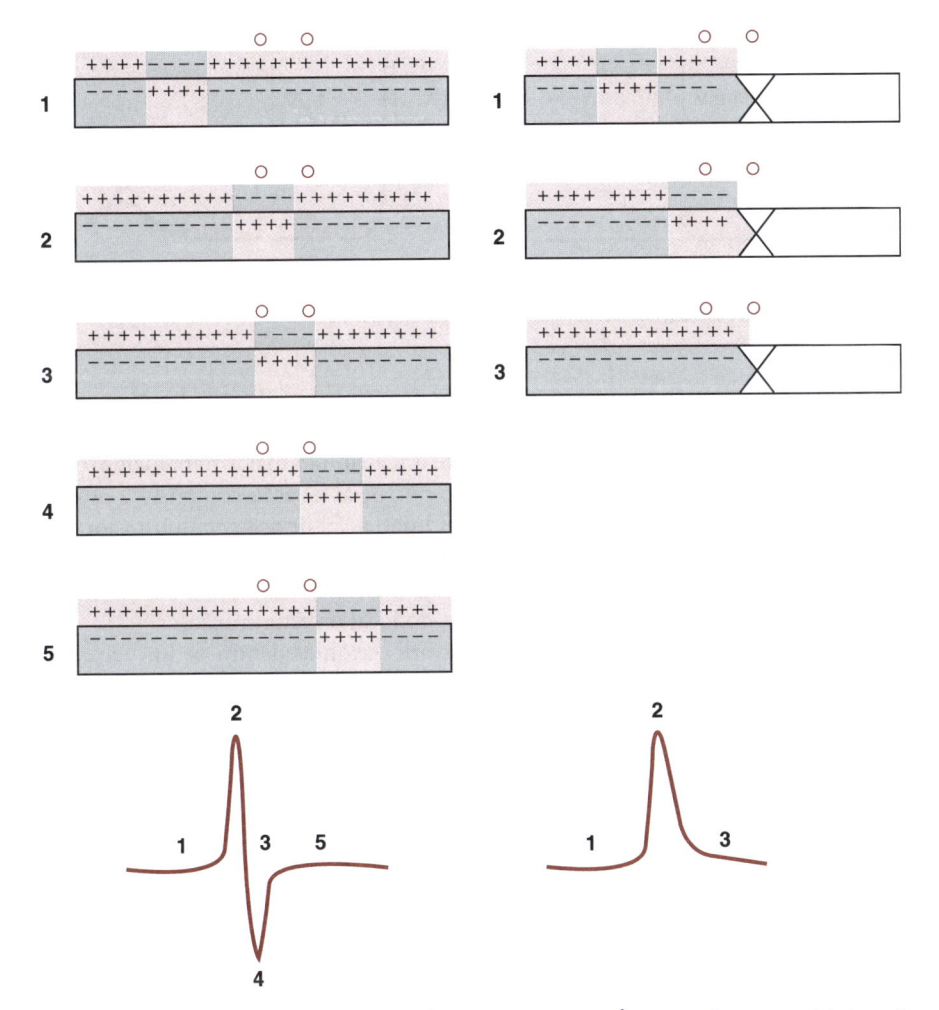

Fig. 5.11 Potenciais de ação registrados externamente. À esquerda, potencial de ação bifásico registrado a partir de um axônio íntegro. À direita, potencial de ação monofásico registrado próximo do local de uma lesão por esmagamento.

Esse tipo de registro com eletrodos externos é usado clinicamente para testar a integridade do nervo. Um feixe de nervos também pode ser estimulado com outro par de fios em um estiramento distante do mesmo feixe. Com equipamento apropriado, a estimulação e o registro podem ser feitos através da pele sem dissecar o feixe nervoso. Quando um feixe nervoso é estimulado, mais de um axônio pode ser excitado. O registro elétrico da combinação dos potenciais de ação produzido é chamado de **potencial de ação composto**, o qual também é bifásico se o nervo estiver íntegro entre os fios de registro.

Além de ser bifásico, há muitas diferenças entre os potenciais de ação compostos registrados com eletrodos externos, o potencial de ação de célula única registrado com um eletrodo no interior da célula e um eletrodo de referência fora da célula.

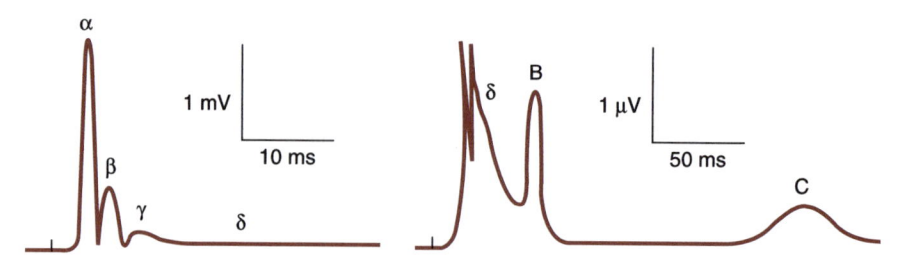

Fig. 5.12 Potencial de ação composto. À esquerda, velocidade de varredura alta. À direita, velocidade de varredura mais baixa, ganho vertical mais alto.

Os potenciais de ação compostos são muito menores, da ordem de 1 mV, e não há sinal de potencial de repouso porque ambos os fios ficam fora do nervo. O potencial de ação composto não é tudo-ou-nada porque um estímulo maior trará mais axônios individuais acima do limiar e a amplitude do potencial de ação composto é proporcional ao número de axônios que disparam. O potencial de ação composto torna-se menor e mais longo em distâncias maiores dos eletrodos de estimulação porque a velocidade de condução dos vários axônios não é exatamente a mesma, e os potenciais de ação se dispersam à medida que se afastam do local da estimulação.

O limiar e a velocidade de condução dos vários axônios dentro de um feixe nervoso variam de acordo com o diâmetro dos axônios. Os axônios grandes apresentam um limiar inferior para estimulação por eletrodos externos. (Obviamente, na vida eles em geral são estimulados mais seletivamente por um receptor específico ou entrada sináptica.) As fibras de maior diâmetro apresentam um limiar inferior; maior quantidade de corrente de estimulação flui através delas porque têm resistência interna menor. Os axônios maiores também apresentam velocidade de condução mais rápida, novamente devido à sua menor resistência interna.

Os axônios periféricos dos vertebrados são classificados por seu diâmetro (ou velocidade de condução ou limiar para a estimulação externa). Há três grupos de fibras nervosas com diâmetros semelhantes. Os grupos de diâmetros diferentes podem ser distinguidos como elevações separadas no potencial de ação composto (Fig. 5.12). Há alguma correlação da função com o diâmetro. Por exemplo, os motoneurônios mielinizados grandes que levam aos musculoesqueléticos são fibras Aα, e as pequenas fibras desmielinizadas que transportam as informações de dor são as fibras C. As fibras maiores apresentam velocidades de condução mais rápidas e limiares inferiores aos estímulos elétricos externos.

POTENCIAIS DE AÇÃO CARDÍACOS

O coração é uma bomba composta de células musculares excitáveis. A atividade elétrica dessas células controla sua contração. O controle geral do padrão cardíaco de contração é realizado pela disseminação dos potenciais de ação através de um sistema especial de condução das células musculares cardíacas modificadas (**fibras de Purkinje**) e através das próprias células musculares atriais e ventriculares (Fig. 5.13).

Normalmente, as células **marca-passo** e o **nodo sinoatrial** (SA) controlam a freqüência cardíaca. Essas células **nodais SA** produzem automaticamente potenciais de ação nodais 60 a 80 vezes por minuto. A corrente flui

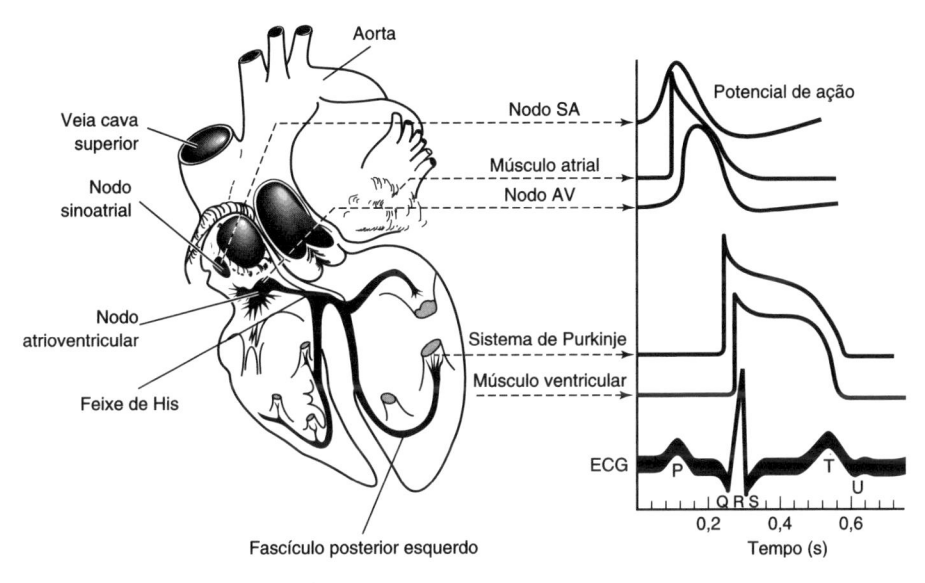

Fig. 5.13 Potenciais de ação de regiões diferentes do coração. (Modificado de Ganong WF. *Review of Medical Physiology*, 22ª ed., Nova York: Lange Medical Books/McGraw-Hill, 2005, com autorização.)

das células marca-passo para o interior das células do músculo atrial através das *gap junctions*. Nas células atriais, tal corrente inicia os potenciais de ação do músculo que se propagam sobre os átrios de célula para célula através das *gap junctions*. Na borda **atrioventricular** (AV), a excitação se dissemina através das *gap junctions* e excita os potenciais de ação nodais nas células **nodais AV**. Os potenciais de ação se propagam através do nodo AV e depois iniciam potenciais de ação do tipo muscular nas fibras de Purkinje. Esses potenciais de ação viajam para vários locais nos ventrículos e depois se disseminam para as células musculares ventriculares, que também apresentam potenciais de ação rápidos.

Os potenciais de ação muscular e nodal são distinguidos por sua freqüência de despolarização e velocidade de condução. Os potenciais de ação do músculo são encontrados nas células musculares atrial e ventricular, bem como nas fibras de Purkinje. Os potenciais de ação nodais normalmente são encontrados nos nodos SA e AV. Os potenciais de ação do músculo têm durações longas, por isso a primeira célula atrial que iniciou seu potencial de ação ainda permanece despolarizada após a última célula muscular atrial ser excitada. De maneira semelhante, há um período quando todas as células musculares ventriculares ficam despolarizadas.

O **eletrocardiograma** (ECG) é uma indicação desses potenciais de ação observados a partir dos eletrodos na superfície do corpo. A onda **P** corresponde à disseminação do início dos potenciais de ação sobre os átrios. A onda **QRS** indica a excitação das células musculares ventriculares, e a onda T representa a repolarização das células musculares ventriculares. O **intervalo QT** é a duração média dos potenciais de ação do músculo ventricular. A repolarização dos átrios ocorre durante o intervalo QRS e normalmente não é visível. Os potenciais de ação no tecido nodal e nas fibras de Purkinje não são visíveis no ECG-padrão. Os registros intracardíacos do ECG foram feitos dos potenciais de ação do feixe de His.

POTENCIAIS DE AÇÃO DO MÚSCULO CARDÍACO

Nos potenciais de ação do músculo cardíaco, a corrente das células adjacentes despolariza a célula até um nível onde os rápidos canais de Na dependentes da voltagem (Na_V) se abrem e despolarizam rapidamente a membrana em direção ao potencial de equilíbrio do sódio (fase 0 na Fig. 5.14). Esses canais são semelhantes aos canais de sódio do nervo e musculoesquelético; abrem-se em resposta à despolarização, sendo também bloqueados por anestésicos locais. Após a abertura, inativam-se rapidamente, e o potencial de membrana começa a retornar. Entretanto, a despolarização também abre canais de Ca_V do tipo L ativados pela voltagem que não se inativam, o que mantém o potencial de ação na fase de **platô** (fase 2). Reduzir o Ca externo ou adicionar fármacos que bloqueiam os canais de cálcio reduz a fase de platô e a força da contração muscular. O músculo cardíaco, diferentemente do musculoesquelético, requer Ca externo para contração.

As células do músculo cardíaco também diferem do musculoesquelético e do nervo, pois não possuem o canal de K rápido para repolarização rápida. O sistema de condutância de potássio do coração é bastante complexo; pelo menos cinco componentes diferentes foram identificados com base em sua cinética e dependência de voltagem. Dois deles são importantes para entender a fase de platô. Durante a fase de platô, a condutância é menor durante a **diástole**, período entre os potenciais de ação. Isso ocorre devido ao canal retificador interno (K_{ir}), responsável pela manutenção do potencial de repouso e que tem alta condutância próximo e abaixo do potencial de repouso (em potenciais mais negativos); ele não conduz durante a fase de platô quando a membrana é despolarizada.

O canal de K_{ir} retifica, permitindo que a corrente flua e mantenha o potencial de repouso, mas não permite que muita corrente flua para fora durante a despolarização. A retificação é causada por Mg^{2+} ou outros cátions polivalentes da solução interna que se movem para o interior do canal e o obstruem quando a célula é despolarizada.

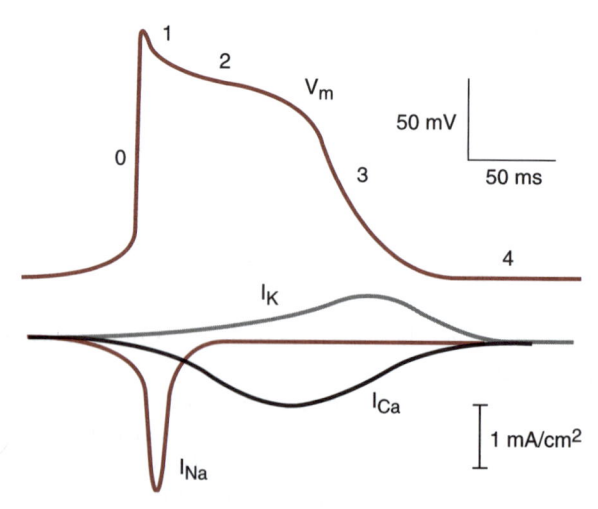

Fig. 5.14 Potencial de ação de músculo ventricular e suas correntes iônicas subjacentes.

A baixa condutância ao K durante a fase de platô significa que a condutância modesta ao Ca^{2+} através dos canais de Ca_V mantém o potencial de membrana em níveis despolarizados durante o platô.

Os canais de K_V lentos abrem-se muito lentamente durante o potencial de ação, sendo responsáveis pela curva descendente durante a fase de platô. Quando o potencial de membrana cai abaixo de determinado nível, os canais de Ca_V fecham-se, e a repolarização em direção ao potencial de equilíbrio do potássio acelera (fase 3). Como a membrana não se encontra mais despolarizada, os canais de K fecham-se.

A descrição anterior é uma visão simplificada dos potenciais de ação do músculo cardíaco. A história completa tem muito mais canais de K, devendo ser responsável por diferenças entre os potenciais de ação musculares em diferentes regiões do coração assim como alterações relacionadas com a idade. Há dois canais de K_V que se abrem transitoriamente logo após os canais de Na_V e produzem a repolarização parcial inicial (fase 1) a partir do pico até o platô (IK_{to}). Existem pelo menos dois canais diferentes de K dependentes da voltagem com cinética semelhante, mas farmacologia distinta (IK_R e IK_S). Algumas células do músculo cardíaco têm canais de cálcio do tipo T. Em todas as células cardíacas, um pouco da corrente é transportado pelo trocador sódio-cálcio e pela bomba de Na/K.

As diferenças regionais e as relacionadas com a idade nos potenciais de ação mostram-se funcional e clinicamente importantes. Os potenciais de ação do músculo ventricular próximos da superfície **endocárdica** (interna) apresentam uma duração mais longa do que os próximos da superfície **epicárdica** (externa). Mais trabalho é realizado pelas fibras internas, as quais apresentam maior probabilidade de serem lesionadas em um ataque cardíaco. Essas diferenças devem surgir devido a um equilíbrio diferente das atividades do canal de Na, Ca e K. As interações entre os efeitos de canais diferentes são complexas e mais bem exploradas com modelos computadorizados. Os potenciais de ação do músculo ventricular também variam entre as diferentes espécies de animais, o que complica ainda mais a pesquisa. Está claro que são necessárias mais pesquisas para que os detalhes sejam entendidos.

POTENCIAIS DE AÇÃO DOS NODOS SA E AV

O controle geral do padrão cardíaco de contração normalmente é iniciado pelos potenciais de ação que surgem espontaneamente 60 a 80 vezes por minuto a partir das células musculares modificadas no nodo SA. Potenciais de ação semelhantes também são observados no nodo atrioventricular (AV), onde regulam a ativação dos ventrículos. As células do nodo AV são capazes de atividade espontânea de cerca de 40 potenciais de ação por minuto; entretanto, nos corações normais, as células atriais os impulsionam a uma freqüência estabelecida pelo nodo SA.

Os potenciais de ação nos nodos não possuem o movimento ascendente rápido e não têm uma fase de platô tão pronunciada quanto os dos potenciais de ação do músculo cardíaco. São posteriormente caracterizados pela despolarização lenta entre os potenciais de ação: o **potencial marca-passo**. Tais células disparam ritmicamente; nunca ficam em repouso nem apresentam verdadeiro potencial de repouso.

O movimento ascendente do potencial de ação é produzido por uma corrente interna lenta transportada primariamente pelo Ca (Fig. 5.15). Há uma fase inicial através dos canais de Ca_V do tipo T e uma fase maior através dos canais de Ca_V do

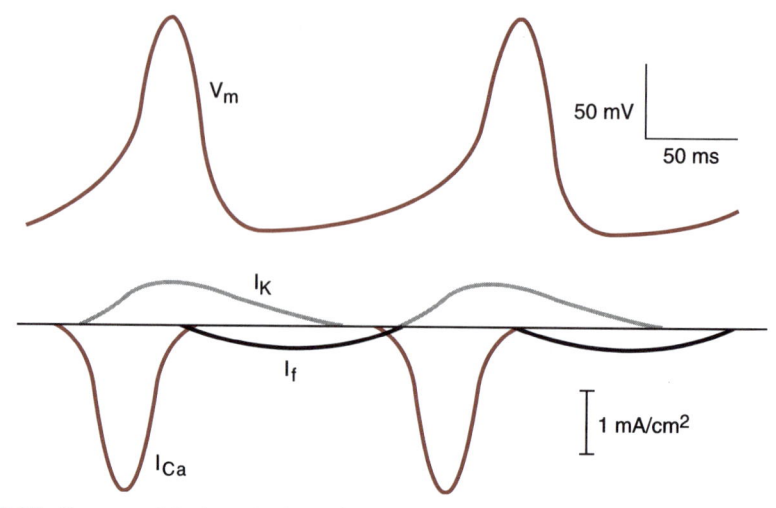

Fig. 5.15 Os potenciais de ação do nodo e suas correntes subjacentes.

tipo L. Os canais do tipo T são transitórios e têm um limiar baixo para a abertura, próximo de –60 mV. Os canais do tipo L são de longa duração e têm um limiar mais alto, próximo de –30 mV. Os canais do tipo L são semelhantes aos canais de Ca_V que mantêm o platô dos potenciais de ação do músculo cardíaco; são bloqueados pelas **diidropiridinas**. Os canais do tipo T apresentam uma farmacologia diferente. Reduzir o Ca externo ou adicionar bloqueadores do canal de Ca reduz a amplitude dos potenciais de ação do nodo. A corrente de K externa substitui gradualmente a corrente interna lenta e as células se repolarizam em direção ao E_K. À medida que o potencial passa de –50 mV, uma corrente interna **ativada por hiperpolarização**, I_f, surge, compete com I_K e subseqüentemente começa a despolarizar a célula novamente. I_f é transportada principalmente pelos íons sódio. Quando o potencial passa novamente de –60 mV, os canais de Ca_V são de novo ativados, e o ciclo é repetido.

EFEITOS DAS INERVAÇÕES SIMPÁTICA E PARASSIMPÁTICA

O coração pode bater espontaneamente sem entrada nervosa. Entretanto, na vida normal a freqüência cardíaca e sua força de contração são reguladas pelo sistema nervoso autônomo e níveis circulantes de hormônio. O sistema nervoso autônomo controla muitos órgãos internos através de suas duas divisões, os sistemas nervosos simpático e parassimpático, os quais liberam **norepinefrina** (NE) e **acetilcolina** (ACh), respectivamente, para o coração. O sistema nervoso autônomo também pode fazer com que a medula supra-renal libere **epinefrina** no sangue. A epinefrina exerce efeitos sobre o coração semelhantes aos da NE. Alguns dos detalhes sobre as sinapses autonômicas e sua farmacologia são descritos no próximo capítulo.

As células do SA e as do nodo AV têm GPCR que produz uma estimulação (via $G\alpha$) ou inibição (via $G\alpha_i$) de adenililciclase, que aumenta ou abaixa os níveis de cAMP em resposta à NE e ACh, respectivamente.

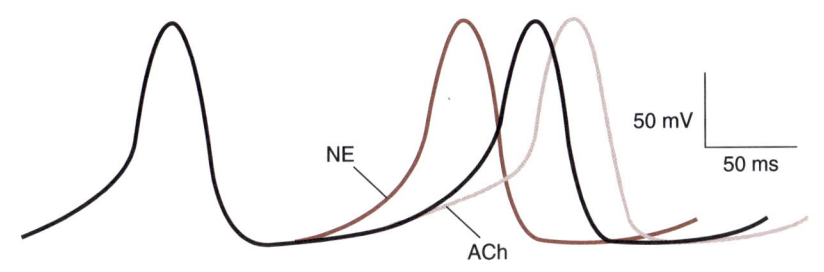

Fig. 5.16 Efeitos da acetilcolina e norepinefrina nos potenciais de ação do nodo SA.

O cAMP aumenta a atividade dos canais de I_f. O resultado final é que a NE aumenta a corrente I_f e, assim, despolariza as células mais rapidamente e aumenta a freqüência cardíaca. A ACh reduz a corrente I_f, retarda a freqüência de despolarização e reduz a freqüência cardíaca (Fig. 5.16). O nodo SA controla a freqüência de disparo do nodo AV. Os efeitos em I_f levam a uma aceleração ou retardamento da condução através do nodo AV, o que pode ser detectado clinicamente observando no ECG o tempo entre a despolarização atrial e a despolarização ventricular, ou o **intervalo PR**.

Níveis altos de ACh levam à abertura de outro canal de potássio (K_{ACh}). (É um canal retificador GIRK interno ativado pela proteína G.) Esse canal posteriormente reduz a tendência a despolarizar entre os potenciais de ação e pode parar temporariamente o coração.

A norepinefrina também aumenta a contratilidade

Na presença de NE, o platô dos potenciais de ação do músculo se eleva e tem uma duração mais curta (Fig. 5.17). Esse encurtamento do potencial de ação diminui a duração da contração muscular, o que é funcionalmente importante para o coração. Com freqüências cardíacas mais altas, o tempo necessário para reencher o coração limita seu desempenho. Reduzindo o tempo em que a força muscular está sendo gerada (sístole), sobra mais tempo para o enchimento (diástole). O encurtamento dos potenciais de ação ventriculares pode ser observado no ECG como um encurtamento do intervalo QT.

A NE aumenta a amplitude do platô ao fazer com que o potencial de ação abra mais canais de Ca do tipo L, o que leva a membrana a ficar mais próxima do potencial

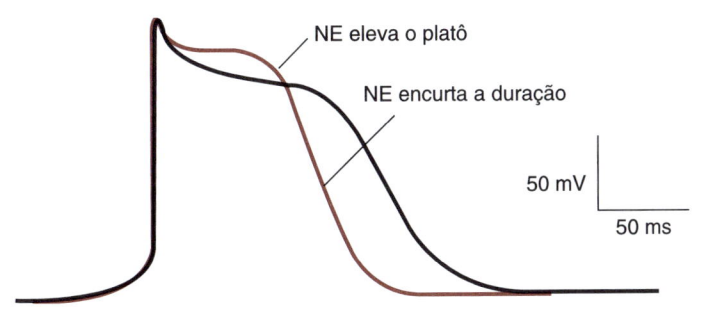

Fig. 5.17 Efeitos da norepinefrina nos potenciais de ação da célula muscular ventricular.

de equilíbrio de Ca. O aumento do influxo de Ca leva a uma força maior de contração através de um mecanismo descrito no Cap. 7. A NE encurta a duração fazendo com que os canais de K_V se abram mais rapidamente. Os efeitos nos canais de K e Ca são mediados através do cAMP, agindo como segundo mensageiro, estimulando a fosfocinase A (PKA) e fosforilando os canais. Essa via também aumenta o mecanismo de recaptação de cálcio, fosforilando o fosfolambam, o que acelera o relaxamento muscular, como descrito de maneira mais completa no Cap. 7.

Acetilcolina reduz contratilidade atrial

O canal de K ativado pela ACh (K_{ACh}) permanece aberto durante os potenciais de ação; no músculo atrial e fibras de Purkinje, torna a fase de platô mais curta e mais baixa. As contrações atriais são mais fracas. Os receptores de ACh são relativamente esparsos nas células musculares ventriculares.

PONTOS-CHAVE

① A despolarização abre os canais de Na_V, o que permite que o Na entre rapidamente e produza mais despolarização. Essa alça de *feedback* positivo produz a qualidade tudo-ou-nada e a propagação dos potenciais de ação.

② O K que deixa a célula repolariza o potencial de membrana e finaliza os potenciais de ação.

③ A fixação de voltagem, ou controle de *feedback* negativo do potencial de membrana, facilita a compreensão das correntes subjacentes ao potencial de ação.

④ A amplitude e direção da corrente de sódio variam de acordo com a amplitude das fases de fixação de voltagem no potencial de membrana.

⑤ As etapas de despolarização ativam e em seguida inativam a corrente de Na. Também ativam a corrente de K após o atraso.

⑥ A corrente de abertura é um sinal direto das alterações conformacionais nas proteínas do canal de sódio.

⑦ Há um limiar para a iniciação do potencial de ação.

⑧ Após um potencial de ação, as células excitáveis apresentam um período refratário absoluto quando não produzem um segundo potencial de ação e depois um período refratário relativo quando um estímulo maior é necessário para produzir um segundo potencial de ação.

⑨ A mielinização aumenta a velocidade de condução, aumentando a constante de comprimento.

⑩ A hipocalcemia (baixo teor de cálcio extracelular) torna as células excitáveis mais excitáveis ainda.

⑪ As doenças desmielinizantes retardam a velocidade de condução e podem bloquear a propagação dos potenciais de ação.

⑫ Os potenciais de ação surgem de maneira diferente quando são registrados com um par de fios colocados na parte externa de um feixe nervoso. Os potenciais de ação compostos, a soma de muitos potenciais de ação registrados externamente, apresentam propriedades que diferem daquelas dos potenciais de ação únicos registrados com eletrodos intracelulares.

⑬ No coração, os potenciais de ação surgem automaticamente no nodo SA e depois se disseminam de célula para célula sobre o coração por meio das gap junctions do coração.

⑭ As células do músculo cardíaco têm canais de K_{IR} para manter o potencial de repouso, canais de Na_V para o movimento ascendente do potencial de ação, canais de Ca_V para a fase de platô e canais de K_V lentos para a repolarização.

⑮ As células do nodo SA usam canais de Ca_V para o movimento ascendente do potencial de ação, canais de K_V para a repolarização e um canal I_f ativado pela hiperpolarização para produzir a lenta despolarização "marca-passo" entre os potenciais de ação.

⑯ A acetilcolina e a NE retardam ou aceleram a freqüência cardíaca, respectivamente, por meio dos receptores acoplados à proteína G, que levam a uma redução ou aumento em I_f.

⑰ A NE aumenta a amplitude do platô e reduz a duração dos potenciais de ação musculares ventriculares.

AUTO-AVALIAÇÃO

5.1 No limiar, que correntes iônicas são equilibradas?
5.2 Quais são os efeitos dos seguintes itens na velocidade de condução?
    a. Aumentar o diâmetro do axônio
    b. Aumentar a resistência interna
    c. Diminuir o sódio externo
    d. Esfriamento
    e. Desmielinização

5.3 Experimentalmente, quais são os períodos refratários absoluto e relativo? Como são explicados em termos de canais?

5.4 O que são propriedades do cabo?

5.5 Desenhar um potencial de ação e as alterações de permeabilidade subjacentes para o sódio e potássio.

BIBLIOGRAFIA

Bezanilla F. Voltage sensor movements. *J Gen Physiol* 2002;120:465–473.

Goldin AL. Mechanisms of sodium channel inactivation. *Curr Opin Neurobiol* 2003;13:284–290.

Head C, Gardiner M. Paroxysms of excitement: Sodium channel dysfunction in heart and brain. *Bioessays* 2003;25:981–993.

Hille B. *Ion Channels of Excitable Membranes*. Sunderland, MA: Sinauer, 2001.

Hodgkin, AL. *The Conduction of the Nervous Impulse*. Springfield IL: Charles C Thomas, 1964.

Lai J, Porreca F, Hunter JC, Gold MS. Voltage-gated sodium channels and hyperalgesia. *Annu Rev Pharmacol Toxicol* 2004;44:371–397.

Luo CH, Rudy Y. A dynamic model of the cardiac ventricular action potential: I. Simulations of ionic currents and concentration changes. *Circ Res* 1994;74:1071–1096.

Viswanathan PC, Balser JR. Inherited sodium channelopathies: A continuum of channel dysfunction. *Trends Cardiovasc Med* 2004;14:28–35.

Sinapses 6

OBJETIVOS

- ▶ Descrever as etapas da transmissão sináptica química.
- ▶ Descrever a biossíntese e as ações da acetilcolina.
- ▶ Descrever a biossíntese e as ações das catecolaminas (dopamina, norepinefrina e epinefrina).
- ▶ Descrever a biossíntese e ações da serotonina e histamina.
- ▶ Descrever a biossíntese e ações dos aminoácidos excitatórios e inibitórios.
- ▶ Descrever a biossíntese e ações dos neuropeptídios.
- ▶ Descrever a estrutura da junção neuromuscular e as funções das várias subestruturas.
- ▶ Descrever e explicar as etapas envolvidas na transmissão neuromuscular.
- ▶ Descrever as ações e explicar os mecanismos para os efeitos do Ca e Mg na liberação do transmissor.
- ▶ Descrever como a acetilcolina interage com os receptores na membrana pós-sináptica e o destino da acetilcolina.
- ▶ Descrever a geração do potencial de placa terminal bem como os efeitos e mecanismos de ação dos inibidores da acetilcolina esterase e dos bloqueadores dos receptores da acetilcolina.
- ▶ Descrever a facilitação e potenciação pós-tetânica da liberação do transmissor e como estes processos podem ser usados para explicar determinadas características de miastenia gravis e recuperação do bloqueio do receptor.
- ▶ Descrever as estruturas e explicar as funções das várias partes dos neurônios.
- ▶ Descrever o transporte descendente de materiais pelos axônios (transporte ortógrado).
- ▶ Descrever o transporte axônico retrógrado, incluindo os mecanismos e materiais.
- ▶ Discutir as causas e conseqüências do rompimento do transporte axoplásmico.
- ▶ Calcular o tempo necessário à regeneração dos nervos periféricos.
- ▶ Descrever as diferenças e semelhanças entre a transmissão sináptica em uma sinapse central e nas junções neuromusculares
- ▶ Descrever a geração de PPSI e PPSE por meio de receptores ionotrópicos e metabotrópicos.
- ▶ Descrever a integração de informações e disparo repetitivo nos neurônios e o conceito de inibição pré-sináptica.

① Uma sinapse é uma região especializada onde um neurônio se comunica com uma célula-alvo: outro neurônio, uma célula muscular ou uma célula glandular. A palavra foi criada por Charles Sherrington há mais de um século; é derivada das palavras gregas "colocar junto". A maior parte das sinapses é química; o neurônio pré-sináptico libera uma substância transmissora que se difunde através da fenda sináptica e liga-se a um receptor na célula pós-sináptica. O receptor pós-sináptico pode ser ionotrópico, caso no qual abrirá um poro seletivo e permitirá que íons fluam para produzir um potencial pós-sináptico, ou metabotrópico e informar uma proteína G para que ela inicie uma cascata química, que pode incluir a abertura ou fechamento dos canais. Algumas sinapses são elétricas; a corrente passa através dos canais célula a célula diretamente para o interior da célula pós-sináptica. As sinapses químicas oferecem a possibilidade de amplificação, inversão de sinal e efeitos persistentes; as sinapses elétricas são mais rápidas e parecem ser usadas quando a sincronização é mais importante do que a computação.

As sinapses químicas podem ser excitatórias ou inibitórias, dependendo de seu efeito na célula pós-sináptica. No SNC, os neurônios recebem ambos os tipos de sinapse e integram as informações que vêm para elas antes de enviar a mensagem processada adiante para outra célula. As sinapses químicas são objetivos farmacêuticos importantes tanto médica como socialmente.

PROCESSOS PRÉ-SINÁPTICOS

② O terminal pré-sináptico deve promover a síntese, armazenamento e liberação dos vários transmissores (Fig. 6.1). Os transmissores não-peptídicos são concentrados no interior da vesícula por meio de co-transportadores de transmissores/H.

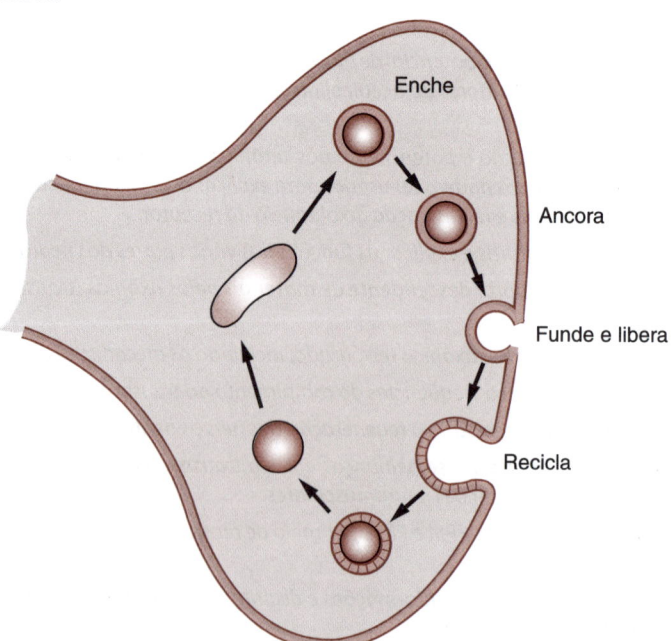

Fig. 6.1 Ancoramento, liberação de conteúdo e reciclagem da vesícula sináptica.

Uma bomba de H^+ do tipo V, que consome ATP, produz o gradiente de H^+. A concentração do transmissor no interior da vesícula pode ser bem alta, da ordem de 20.000 moléculas em uma esfera de raio de 20 nm ou cerca de 30 mM.

Após a liberação, os transmissores são degradados ou transportados de volta ao interior do terminal sináptico para reutilização. As membranas vesiculares também são recicladas. Alguns transmissores são pequenos polipeptídios sintetizados no retículo endoplasmático rugoso próximo do núcleo, armazenados pelo complexo de Golgi e depois transportados em vesículas pela extensão do axônio por meio de um processo ativo chamado de transporte axoplasmático. Tal processo também traz outras proteínas para os terminais pré-sinápticos.

Os neurotransmissores podem ser quimicamente classificados em cinco grupos (Fig. 6.2). São todos hidrofílicos e contêm grupos carregados em pH fisiológico.

Colinérgico

Acetilcolina

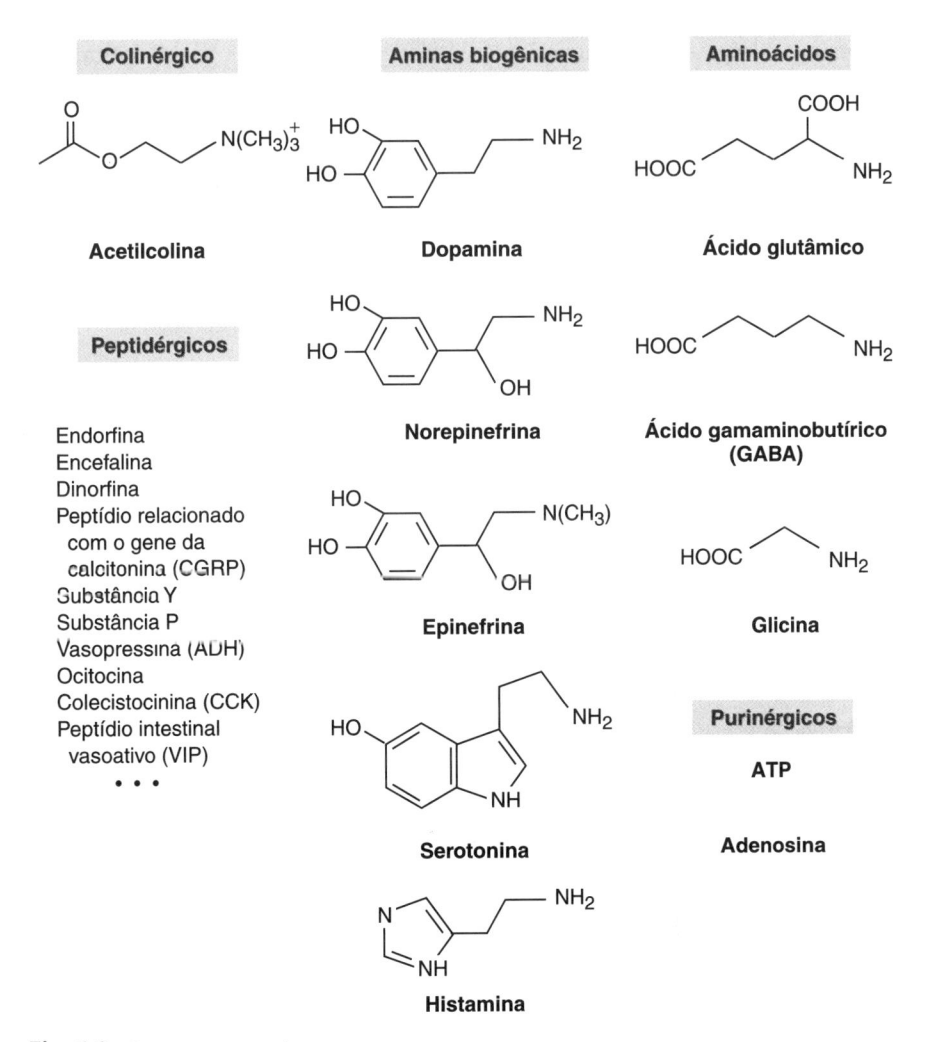

Peptidérgicos

Endorfina
Encefalina
Dinorfina
Peptídio relacionado com o gene da calcitonina (CGRP)
Substância Y
Substância P
Vasopressina (ADH)
Ocitocina
Colecistocinina (CCK)
Peptídio intestinal vasoativo (VIP)
. . .

Aminas biogênicas

Dopamina

Norepinefrina

Epinefrina

Serotonina

Histamina

Aminoácidos

Ácido glutâmico

Ácido gamaminobutírico (GABA)

Glicina

Purinérgicos

ATP

Adenosina

Fig. 6.2 Os neurotransmissores.

Assim, não passam imediatamente através das membranas lipídicas e podem ser compartimentalizados quando necessário.

Acetilcolina

A acetilcolina (ACh) foi o primeiro transmissor reconhecido. É usada pelos motoneurônios espinhais para excitar os musculoesqueléticos; pelos nervos parassimpáticos para comunicar-se com vários órgãos finais, incluindo as regiões de retardo do marca-passo do nervo vago do coração; pelos gânglios simpáticos; e por vários locais no SNC. Há duas classes de receptores de ACh pós-sinápticos nomeados de acordo com outros agonistas que também podem ligar-se a eles. Os **AChR nicotínicos** encontram-se nas junções neuromusculares, gânglios simpáticos e SNC. Os **nAChR** são receptores ionotrópicos ou pentâmeros heteroméricos (ver Fig. 2.5). São canais quimiossensíveis bem como abertos por **nicotina** e bloqueados por **curare**. Os **AChR muscarínicos** ocorrem no coração, músculos lisos, células glandulares e SNC. Os **mAChR** são GPCR de 7 TM metabotrópicos, sendo ativados pela **muscarina** e bloqueados pela **atropina**. Tendem a excitar a célula pós-sináptica; já os mAChR podem ser excitatórios ou inibitórios.

A ACh é sintetizada a partir da acetil-CoA e colina por meio da enzima colina acetil-transferase (CAT), encontrada no citoplasma pré-sináptico. A ACh é concentrada no interior das vesículas por um co-transportador H/ACh (Fig. 6.3). Um processo ativado por Ca libera as vesículas. É descrito adiante, após todos os transmissores terem sido discutidos.

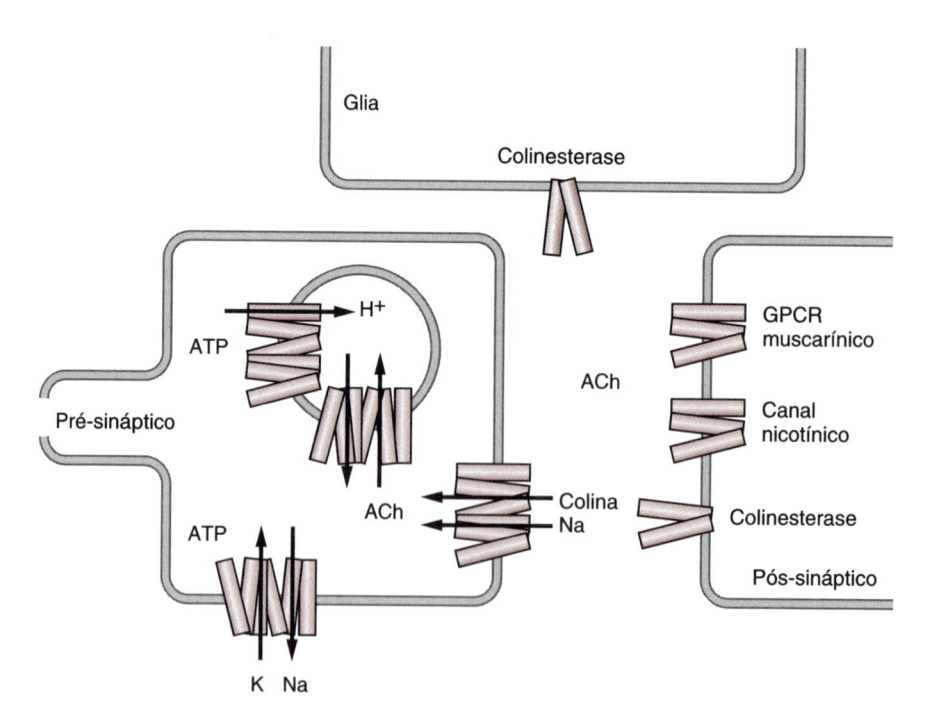

Fig. 6.3 Representação esquemática generalizada da sinapse da acetilcolina.

A intoxicação pela toxina **botulínica** (**Botox**) bloqueia a liberação de ACh e resulta em uma falha da transmissão neuromuscular. Recentemente, as injeções do Botox têm sido usadas para tratar a distonia, um distúrbio do movimento caracterizado pelas contrações musculares involuntárias e, cosmeticamente, para bloquear localmente os músculos faciais que enrugam a pele. Mas doses excessivas ou a distribuição sistêmica da toxina devido à contaminação durante o enlatamento de alimentos podem levar à morte. O veneno da aranha viúva-negra (ou marrom) (VAVN) também bloqueia a transmissão neuromuscular. O VAVN torna as membranas pré-sinápticas permeáveis ao Ca e causa uma liberação maciça de vesículas, seguida de uma falha de transmissão causada pela ausência da ACh armazenada.

Após a liberação, a ACh pode ser degradada em acetato e colina pela **acetilcolina esterase (AChE)** no espaço extracelular. Um co-transportador de Na/colina recaptura a maior parte da colina; depois, a ACh é ressintetizada pela CAT e rearmazenada. Os inibidores da AChE ou **anticolinesterases** são usados com propósitos médicos, como inseticidas e como gases nervosos na guerra química. Seu efeito é aumentar a quantidade e duração da interação da ACh com os receptores pós-sinápticos. As medidas defensivas no campo de batalha são bloquear os receptores pós-sinápticos no coração com atropina. Os gases nervosos são organofluorofosfatos que se ligam irreversivelmente à AchE, mas podem ser deslocados pelo metiodeto de aldoxima-piridina (PAM).

AMINOÁCIDOS

Glutamato

O glutamato é o principal neurotransmissor excitatório do SNC. Constitui um aminoácido não-essencial; mas, pelo fato de não conseguir passar a barreira hematencefálica, deve ser sintetizado no SNC. Há várias vias sintéticas, mas nenhuma específica para os neurônios. Os receptores ionotrópicos de glutamato, **gluR**, são classificados como do tipo **NMDA** se o agonista sintético N-metil-D-aspartato os ativa ou do tipo **não-NMDA** se não os ativa. Ambos os tipos são tetrâmeros heteroméricos (ver Fig. 2.6) e permitem a passagem dos íons Na e K, mas o gluR NMDA também permite que o Ca entre na célula e tenha um papel especial na plasticidade sináptica, descrita adiante. Também há gluR metabotrópicos (**mgluR**). Todos esses normalmente são ativados pelo glutamato (Fig. 6.4).

O glutamato é removido do espaço extracelular por um co-transportador de Na/glu, o transportador do aminoácido excitatório (EAAT), que também faz o contratransporte de íons K. Os EAAT estão na membrana do terminal pré-sináptico e na membrana pós-sináptica, bem como nas proximidades das membranas celulares gliais. No interior da glia, o glutamato pode ser convertido em glutamina, liberado e captado pelo terminal pré-sináptico por um co-transportador acoplado ao Na/Cl e finalmente reconvertido em glutamato.

O excesso de glutamato extracelular mata os neurônios ao permitir o excesso de Ca no interior das células, o que pode desencadear as vias apoptóticas (morte celular programada). Postula-se que essa neurotoxicidade desempenhe um papel no AVC isquêmico, na esclerose lateral amiotrófica (ELA), na doença de Huntington, na doença de Alzheimer e possivelmente em algumas formas de epilepsia. A isquemia pode elevar o glutamato extracelular, limitando o metabolismo oxidativo, ATP e gradientes de sódio, e, portanto, o movimento do glutamato para longe dos receptores.

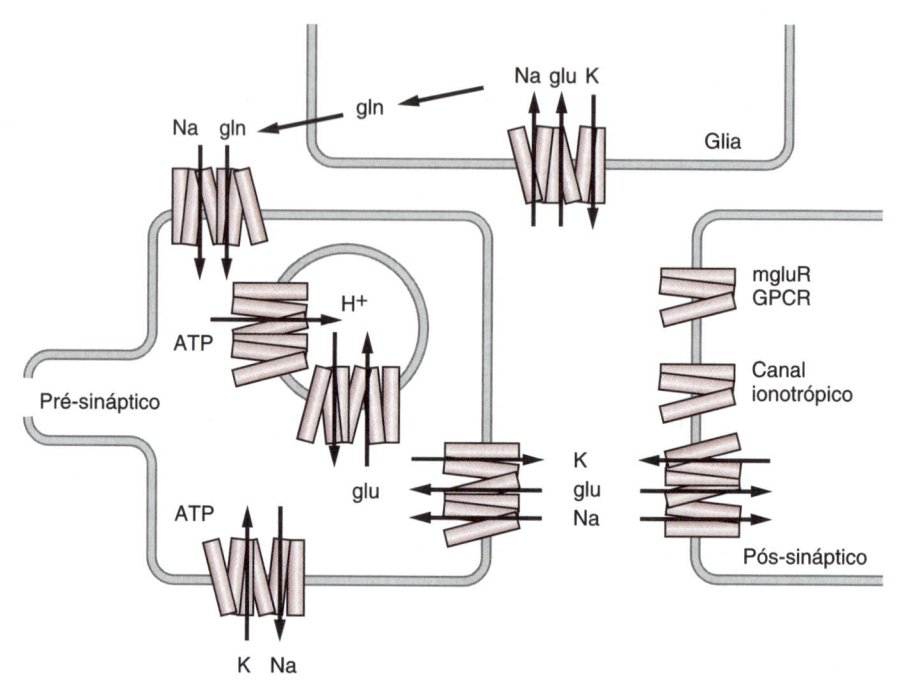

Fig. 6.4 Representação esquemática generalizada da sinapse do glutamato.

GABA e glicina

O ácido gamaminobutírico (GABA) e a glicina são os principais neurotransmissores inibidores no SNC. A glutamato-decarboxilase (GAD) converte glutamato em GABA no citoplasma do terminal pré-sináptico. O GABA é armazenado e liberado como outros transmissores (Fig. 6.5). Há um co-transportador Na/GABA que remove o GABA da fenda sináptica. Os receptores GABA$_A$ e os receptores da glicina são heterômeros pentaméricos na superfamília da nAChR; são permeáveis aos íons Cl. Os receptores GABA$_B$ são GPCR que ativam os canais de K$_{ir}$ (ou GIRK).

O SNC opera com um nível tônico de inibição que pode ser mudado com vários fármacos. O **muscimol**, do cogumelo *Amanita muscaria*, é um potente agonista de GABA$_A$R. Tranqüilizantes comuns, tais como o **diazepam**, e **barbitúricos** tais como o **fenobarbital**, aumentam a abertura do GABA$_A$R. A **picrotoxina**, um potente convulsivante, bloqueia o GABA$_A$R. A **estricnina**, também um convulsivante, bloqueia gliR. A **toxina do tétano** produz uma paralisia espástica que bloqueia o mecanismo de liberação para o GABA e glicina.

Aminas biogênicas

As catecolaminas, serotonina e histamina são aminas biogênicas. As catecolaminas são a dopamina, norepinefrina (NE) e epinefrina (EPI), também chamada de epinefrina. A maioria dos efeitos produzidos por essas aminas

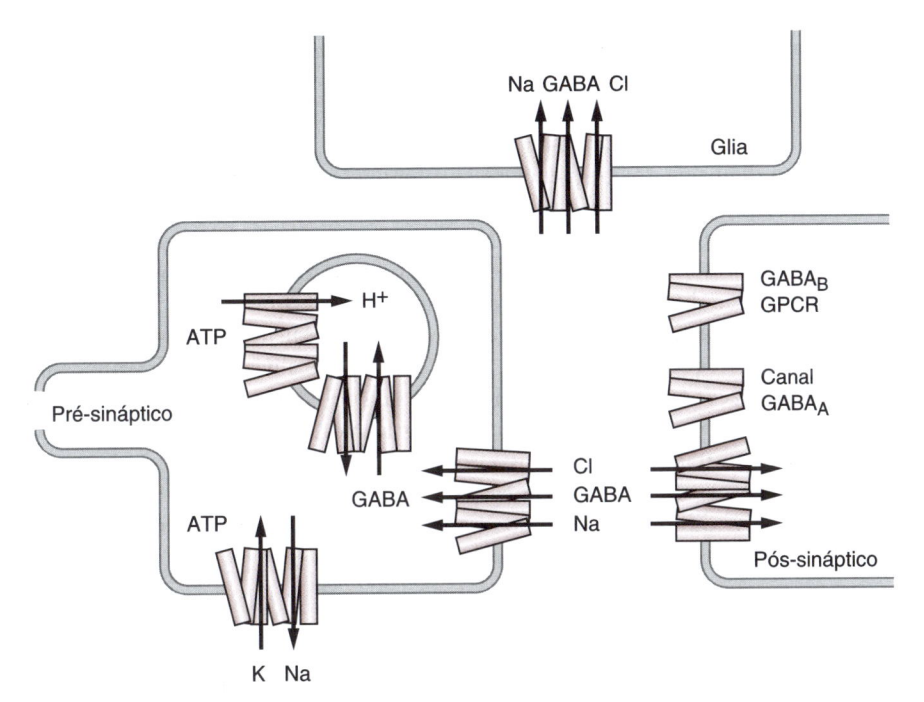

Fig. 6.5 Representação esquemática generalizada da sinapse do GABA.

biogênicas é através de GPCR, freqüentemente sem produzir potenciais pós-sinápticos. Todas estão concentradas no interior de vesículas e são liberadas por mecanismos semelhantes, mas algumas são liberadas por tumefações de fibras nervosas, que se encontram nas proximidades dos receptores, mas não tão justapostas como na Fig. 6.19. As células não-nervosas também liberam EPI e histamina.

CATECOLAMINAS

A dopamina e NE são encontradas no SNC. A NE é o principal transmissor final do sistema nervoso simpático, e a EPI é produzida e liberada pela medula supra-renal. As três são sintetizadas por meio da mesma via, começando com a hidroxilação da tirosina em diidroxifenilalanina (**DOPA**), em seguida decarboxilada para formar a dopamina. A adição de um grupo betaidroxil forma NE e, nas células medulares supra-renais, uma subseqüente transferência de um grupo N-metil forma EPI. A **tirosina hidroxilase** (TH) é uma enzima limitadora da freqüência. A TH e DOPA decarboxilase ficam no citoplasma do terminal pré-sináptico. A dopamina se concentra no interior das vesículas, onde a dopamina betaidroxilase (DBH) a converte em NE. A NE é levada de volta para o interior do terminal pré-sináptico por meio de um cotransportador acoplado ao Na/Cl; lá, é degradada pela monoaminoxidase (**MAO**) na mitocôndria e pela catecolamina-O-metil transferase (**COMT**) no citoplasma.

Os receptores da catecolamina são GPCR, sendo encontrados no SNC, músculos lisos e coração. Os **receptores adrenérgicos** respondem à NE e/ou EPI. Há duas categorias de receptores adrenérgicos: os **receptores alfaadrenérgicos** apresentam maior afinidade com a NE, e os **receptores betaadrenérgicos** apresentam maior afinidade com a EPI. Entretanto, há uma reatividade cruzada, e ambos os receptores respondem a concentrações mais altas de ambos os agonistas. No sistema cardiovascular, os receptores alfa são primariamente encontrados nas células do músculo liso que controlam o diâmetro dos pequenos vasos sanguíneos; a NE age para contrair esses vasos. Os receptores beta localizam-se primariamente no coração e podem fazê-lo bater mais rapidamente e mais forte. O relaxamento muscular via ativação do receptor adrenérgico ocorre nas células do músculo liso no intestino e nos pulmões. Algumas dessas funções são discutidas em mais profundidade no Cap. 7.

A doença de **Parkinson** é caracterizada pela perda dos neurônios dopaminérgicos; seu tratamento freqüentemente inclui DOPA, que pode aliviar parcialmente os sintomas. Os fármacos que bloqueiam os receptores da dopamina foram usados para tratar a **esquizofrenia**; algumas vezes, induzem os tremores semelhantes ao Parkinson. A **reserpina**, um tranqüilizante antigo, inibe o transporte da dopamina no interior das vesículas. A **cocaína** bloqueia a recaptação das catecolaminas, prolongando suas ações. Muitos medicamentos vendidos sem prescrição, tais como a **neosinefrina** e o sudafede, ativam os receptores da catecolamina.

Serotonina

A serotonina, ou 5-hidroxitriptamina (**5HT**), é produzida a partir do triptofano por meio de hidroxilação e decarboxilação. Os receptores de 5HT funcionam no intestino na secreção e peristalse, medeiam a agregação plaquetária e a contração do músculo liso, e são distribuídos em todo o sistema límbico do cérebro. A serotonina foi inicialmente identificada como uma substância no soro sanguíneo que contraía os vasos sanguíneos, daí o nome.

A triptofano hidroxilase é a etapa limitadora da freqüência da síntese de 5HT; no SNC, a triptofano hidroxilase está presente apenas nos neurônios serotoninérgicos. A 5HT é desativada por recaptação e depois degradada pela MAO na mitocôndria. A maior parte dos receptores 5HT é GPCR; os receptores $5HT_3$ são os canais iônicos.

Os **inibidores seletivos de recaptação da serotonina**, tais como o hidrocloreto de fluoxetina (**Prozac**), são comumente prescritos como antidepressivos. A dietilamida do ácido lisérgico (**LSD**) e psilocina, o metabólito ativo da **psilocibina**, ativam os receptores 5HT.

Histamina

A histamina é liberada dos mastócitos (parte do sistema imune) em resposta aos antígenos ou lesão tecidual. A liberação da histamina está associada a reações alérgicas; inicia respostas inflamatórias, dilata os vasos sanguíneos, reduz a freqüência cardíaca e contrai os músculos lisos no pulmão. As células semelhantes à enterocromafina na mucosa gástrica também liberam histamina, o que promove a produção de ácido. A histamina é composta de histidina, armazenada em vesículas e liberada; em seguida, é degradada pela histamina N-metil transferase.

PURINAS

O ATP fica contido nas vesículas sinápticas e é liberado com NE nos neurônios vasoconstritores simpáticos. Induz à constrição quando aplicado diretamente nos músculos lisos. Os receptores de ATP P2X são canais iônicos que permitem a entrada de Ca, e as células também têm GPCR P2Y. Esses receptores também estão no cérebro assim como os receptores P1 para adenosina.

PEPTÍDIOS

Os neuropeptídios são pequenos polipeptídios sintetizados como precursores inativos maiores (propetídeos) e em seguida eliminados por endopeptidases específicas. Como são proteínas, são sintetizados no corpo celular e transportados em vesículas para os terminais. Não há mecanismo de recaptação. Os peptídios são menos concentrados do que os outros neurotransmissores nas vesículas, mas apresentam maior afinidade com seus receptores, os GPCR. Os neuropeptídios são liberados das vesículas grandes de centro denso, enquanto outros neurotransmissores são secretados de vesículas menores e mais claras. Os neuropeptídios freqüentemente agem em consonância com os neurotransmissores clássicos.

Não se sabe muito sobre o funcionamento da maior parte dos neuropeptídios no SNC exceto os peptídios opiáceos, **endorfina**, **encefalina** e **dinorfina**, envolvidos na regulação da percepção da dor. Três receptores de opiáceos foram identificados, inicialmente como locais de ligação de opiáceos sintéticos, tais como a **morfina**.

Há muitos peptídios não-opióides liberados dos neurônios. O peptídio relacionado com o gene da calcitonina (**CGRP**) e a **substância Y** estão envolvidos na manutenção da pressão arterial. O hormônio antidiurético (**ADH**, também chamado de **vasopressina**) ajuda a controlar a recaptação da água no rim. A **ocitocina**, hormônio luteinizante (**LH**) e hormônio foliculoestimulante (**FSH**) estão envolvidos na reprodução. A colocistocinina (**CCK**), **gastrina** e peptídio intestinal vasoativo (**VIP**) facilitam a digestão. Todos esses e outros mais foram identificados como potenciais neurotransmissores.

Liberação sináptica

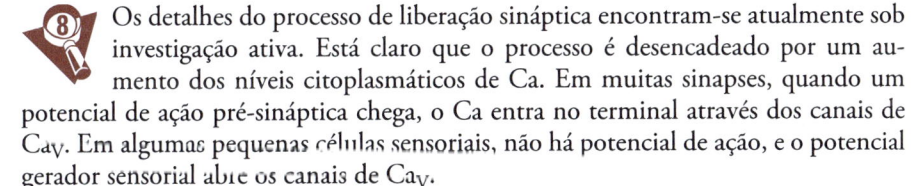

Os detalhes do processo de liberação sináptica encontram-se atualmente sob investigação ativa. Está claro que o processo é desencadeado por um aumento dos níveis citoplasmáticos de Ca. Em muitas sinapses, quando um potencial de ação pré-sináptica chega, o Ca entra no terminal através dos canais de Ca_V. Em algumas pequenas células sensoriais, não há potencial de ação, e o potencial gerador sensorial abre os canais de Ca_V.

As vesículas sinápticas realizam um ciclo através de carregamento com transmissores, ancoragem em uma zona ativa ou local de liberação, fusão com a membrana de superfície e liberação de conteúdo, recuperação endocitótica e depois carregamento novamente. Na Fig. 6.6, cada etapa do ciclo vesiculoso é ilustrada por um desvio na posição da vesícula. Entretanto, na realidade, há pouco movimento nos estados fixos. Em muitas sinapses, o local de liberação fica no lado oposto à área pós-sináptica que contém os canais sensíveis ao transmissor. Na junção neuromuscular (ver Fig. 6.9), os canais de Ca_V são adjacentes ao local da liberação, de forma que o Ca precisa apenas ser elevado localmente para provocar a liberação.

O ancoragem e a fusão envolvem a **SNARE** ou proteínas receptoras da proteína associada ao fator sensível à N-etilmaleimida solúvel (SNAP) presentes em ambas as membranas antes da fusão e que se associam firmemente aos complexos centrais. A Fig. 6.7 mostra a **sinaptobrevina da v-SNARE** vesiculosa ligando a **sintaxina de t-SNARE** e **SNAP-25**. A sinaptobrevina é o substrato das endopeptidases contidas nas toxinas botulínica e tetânica.

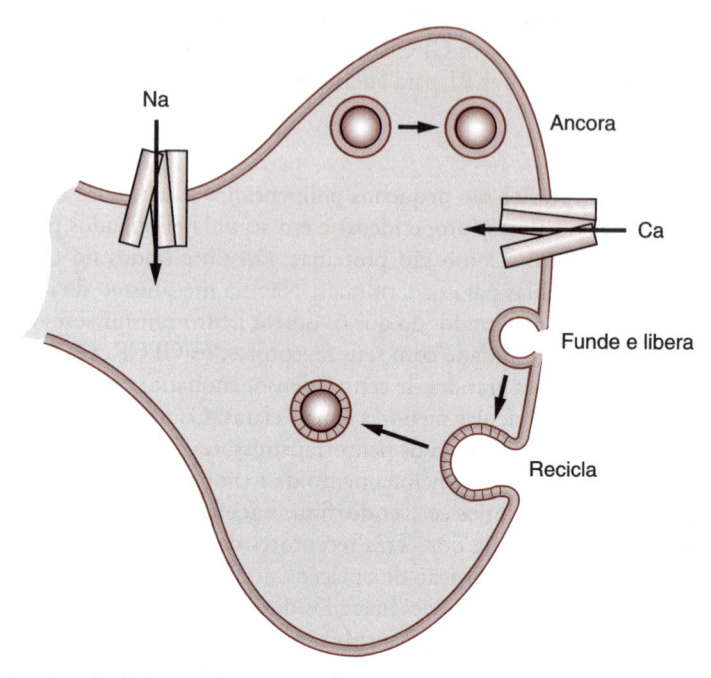

Fig. 6.6 Canais envolvidos na liberação sináptica.

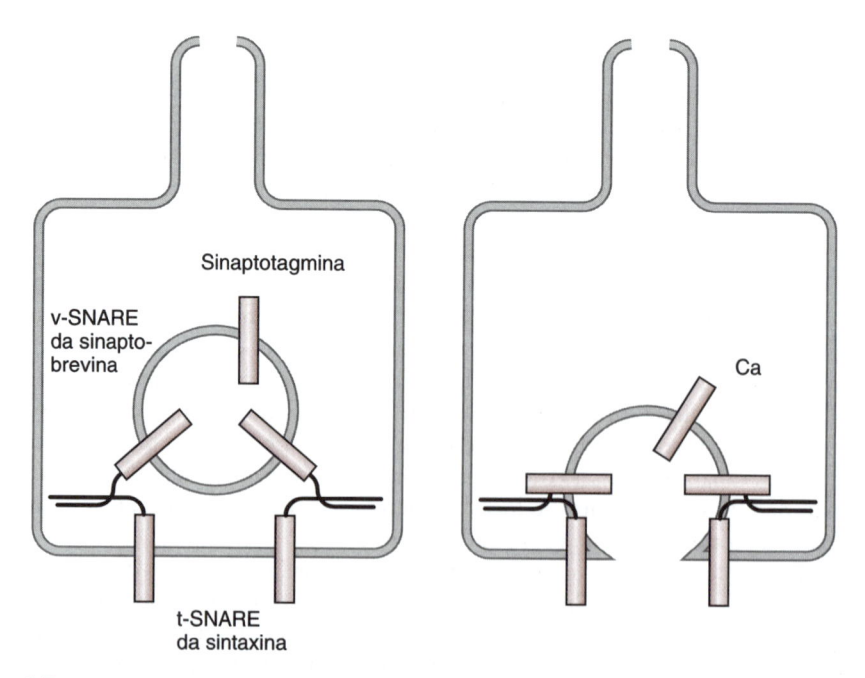

Fig. 6.7 Possível mecanismo de fusão da vesícula.

A fusão estimulada pelo Ca requer a proteína de ligação ao Ca **sinaptotagmina**, que está na membrana vesiculosa e liga o Ca. Um modelo proposto sugere que o Ca permite que a sinaptotagmina ligue a membrana de superfície e una as duas camadas lipídicas.

O processo de reciclagem retorna os lipídios e proteínas ao *pool* de vesículas. A vesícula é formada novamente como uma depressão (*pit*) recoberta por **clatrina**. As moléculas de clatrina têm a forma de um tríquetro, ou três pernas dobradas. A clatrina forma uma superfície fechada coberta com pentágonos e pinça e destaca a vesícula recuperada da superfície.

Transporte axoplasmático

Todas as proteínas no terminal pré-sináptico são sintetizadas no corpo celular e transportadas talvez 1 m antes de serem úteis. Além disso, o neurônio tem mecanismos que transportam alguns materiais na direção inversa ou retrógrada de volta para o corpo celular. Alguns dos mecanismos utilizados para esse transporte são usados em outras células visando distribuir o material para a periferia da célula e para o movimento dos cromossomos durante a mitose.

O transporte axoplasmático é distinguido por sua direção em **anterógrado** e **retrógrado**. O transporte anterógrado pode ser posteriormente dividido em rápido (100 a 400 mm/dia ou 1 a 5 µm/s) e lento (0,5 a 4 mm/dia). O transporte rápido é para as vesículas e mitocôndrias; o transporte lento é para as enzimas solúveis e as que compõem o citoesqueleto. O transporte retrógrado é apenas do tipo rápido.

O transporte axoplasmático rápido envolve motores moleculares que hidrolisam ATP e percorrem **microtúbulos**, cilindros ocos longos de 25 nm de diâmetro. Duas classes diferentes de motores são usadas, **cinesinas** para o transporte anterógrado e **dineinas** para o retrógrado. Os microtúbulos são polarizados, e esses motores podem perceber a polaridade e mover etapas de 8 nm na direção apropriada. Os motores têm dois "pés" ou locais de interação com os microtúbulos, e exibem **processividade** ou a capacidade de funcionar repetitivamente sem se dissociar de seu substrato, o microtúbulo. As moléculas acessórias são usadas para fixar a carga útil ao motor (Fig. 6.8).

O transporte anterógrado rápido distribui as proteínas da membrana necessárias no terminal tanto para as vesículas como para a membrana terminal. Durante o desenvolvimento, pode distribuir também moléculas de adesão celular que reconhecem ou induzem alvos. O transporte retrógrado pode retornar proteínas lesionadas para a via endolítica e trazer informações sobre os eventos de sinalização de volta para o corpo celular.

O transporte retrógrado é parte da fisiopatologia de várias doenças, que incluem **pólio**, **raiva**, **tétano** e **herpes simples**. O herpesvírus entra nos terminais do nervo periférico e em seguida volta para o corpo celular, onde se replica ou entra em latência. Pode retornar mais tarde para a terminação nervosa por meio do transporte anterógrado e tornar-se disponível para transmissão por contato para outra pessoa. A toxina tetânica é transportada de maneira retrógrada nos motoneurônios para os dendritos e depois transinapticamente para os terminais GABA e de liberação da glicina, onde inibe a liberação sináptica.

O transporte axoplasmático é importante para a regeneração dos nervos após lesão no sistema nervoso periférico. Sob circunstâncias normais, os nervos no SNC não se regeneram, embora atualmente os pesquisadores tenham esperança de que

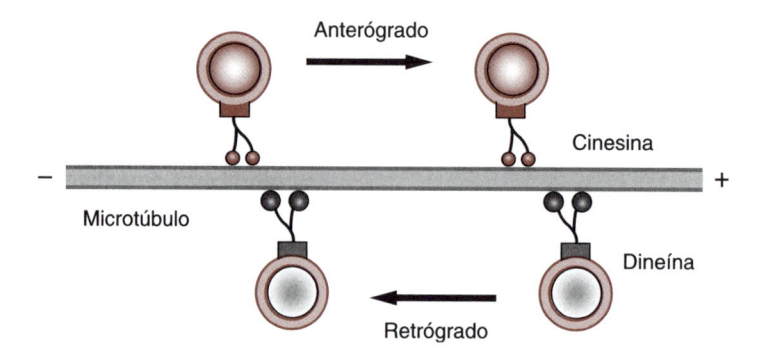

Fig. 6.8 Transporte axoplasmático.

isso mude no futuro. Se um axônio de nervo periférico for seccionado ou esmagado, a porção distal morrerá e passará por uma **degeneração valeriana** característica à medida que o axônio for reabsorvido durante algumas semanas. Em poucos dias, o corpo celular passa pela **reação axônica**, freqüentemente chamada de **cromatólise**, devido a uma alteração na coloração quando é histologicamente estudado. O nucléolo aumenta, o retículo endoplasmático rugoso ou RE (substância de Nissl) se dispersa, e o núcleo é deslocado. Os genes foram ativados, o RNA transcrito e as proteínas sintetizadas. Quanto maior a distância da lesão até o corpo celular, maior a latência, indicando que o transporte retrógrado está envolvido na sinalização para iniciar a reação axônica.

No local da lesão, a extremidade acoplada ao corpo celular irá se fechar novamente em algumas horas, e os botões ou brotos aparecerão em 1 ou 2 dias. A ponta cortada incha com a mitocôndria e o RE liso. Os brotos crescem como fibras delgadas. Se a regeneração for bem-sucedida, uma das novas fibras encontra seu caminho em direção à bainha do nervo distal em degeneração e reinerva um alvo pós-sináptico. A fibra então aumentará de diâmetro e tornar-se-á remielinizada. A taxa de crescimento da fibra é de cerca de 1 mm/dia, na faixa de transporte axônico lento. Esse é o número a ser usado para estimar os tempos de recuperação.

PROCESSOS PÓS-SINÁPTICOS

Há vários receptores pós-sinápticos para cada transmissor; são distinguidos por suas seqüências de aminoácidos e, em alguns casos, farmacologia. Regiões diferentes do sistema nervoso têm receptores característicos; algumas vezes, uma célula pós-sináptica individual tem múltiplos tipos de receptor. Os receptores ionotrópicos são excitatórios ou inibitórios de acordo com sua seletividade iônica. Os receptores metabotrópicos podem, indiretamente, fazer com que os canais se abram ou se fechem, e podem modular a atividade das células de outras formas.

Os potenciais pós-sinápticos são chamados de **potenciais pós-sinápticos excitatórios**, **PPSE**, se seu efeito for fazer com que a célula pós-sináptica apresente maior tendência a responder com um potencial de ação, ou **potenciais pós-sinápticos inibitórios**, **PPSI**, se tornarem a célula pós-sináptica com menor tendência a disparar um potencial de ação. Cada canal tem um padrão de seletividade e permite que íons diferentes fluam através com diferente desenvoltura, o que significa que cada canal terá um potencial de reversão ou haverá algum potencial no qual não existirá fluxo resultante de íons através do canal. Se o potencial de membrana for mais positivo do que o potencial de reversão, a corrente resultante fluirá para fora da célula, tendendo a hiperpolarizá-la. Se a membrana for menos positiva ou mais negativa, a corrente fluirá e tenderá a despolarizar a célula. A corrente que flui através dos canais conduz o potencial de membrana em direção ao potencial de reversão para aquele canal.

A maioria dos neurônios no SNC recebe uma entrada constantemente flutuante de uma variedade de sinapses, e seu potencial de membrana está sempre mudando. Se uma sinapse abrir canais, tendo um potencial de reversão mais positivo do que o limiar para os potenciais de ação, eles produzirão um PPSE. Se o potencial de reversão for mais negativo do que o limiar, ocorrerá um PPSI. Se um canal for permeável a um único íon, seu potencial de reversão é o potencial de Nernst para aquele íon (Eq. [3.4]). Se o canal for permeável a múltiplos íons, seu potencial de reversão é a média ponderada dos potenciais de Nernst para seus íons (Eq. [3.6]).

Os canais nAChR e GluR apresentam permeabilidade quase idênticas ao Na e K, e seu potencial de reversão é de cerca de –10 mV; quando ativados, produzem PPSE. $GABA_A R$ e gliR são canais de Cl; seu potencial de reversão é de cerca de –80 mV. O mAChR cardíaco, através de uma proteína G, ativa um canal de K_{ir} (K_{ACh}) que tem um potencial de reversão de cerca de –90 mV. Ambos os canais de Cl e de K produzem PPSI. Se por alguma razão a célula for mais negativa do que –80 mV, a abertura dos canais de Cl despolarizará a célula, mas ainda trabalhará para evitar que outros canais posteriormente despolarizem a célula até o limiar.

JUNÇÃO NEUROMUSCULAR — UMA SINAPSE ESPECIALIZADA

Devido à sua fácil acessibilidade, a junção neuromuscular (ou mioneural) (Fig. 6.9) é a sinapse mais bem estudada; constitui a fonte do muito que se sabe sobre sinapses. Esta seção descreve o funcionamento de tal sinapse, agrupando e ilustrando muitas das idéias introduzidas de maneira mais abstrata nos capítulos anteriores. A junção neuromuscular é de considerável interesse clínico. A **miastenia *gravis*** é uma doença que incapacita a junção neuromuscular; há outras doenças e vários fármacos e toxinas que têm a junção como alvo. A junção neuromuscular fornece amostra conveniente para o anestesiologista avaliar a recuperação depois de uma imobilização muscular após cirurgia.

Um único motoneurônio controla entre três e milhares de células musculares. Cada célula muscular recebe a entrada de um motoneurônio. A combinação do motoneurônio e todas as suas células musculares funciona como uma **unidade motora**. Nas pessoas sadias, um potencial de ação no motoneurônio produz um grande PPSE em todas as células musculares, grande o suficiente para exceder bastante o limiar das células musculares e produzir potenciais de ação e contração. O SNC regula o movimento escolhendo que unidades motoras ativar. As unidades motoras menores produzem movimentos mais delicados.

Na terminação nervosa, o axônio afrouxa sua mielina e se dissemina para formar a **placa motora terminal**, que tem esse nome devido à sua aparência anatômica.

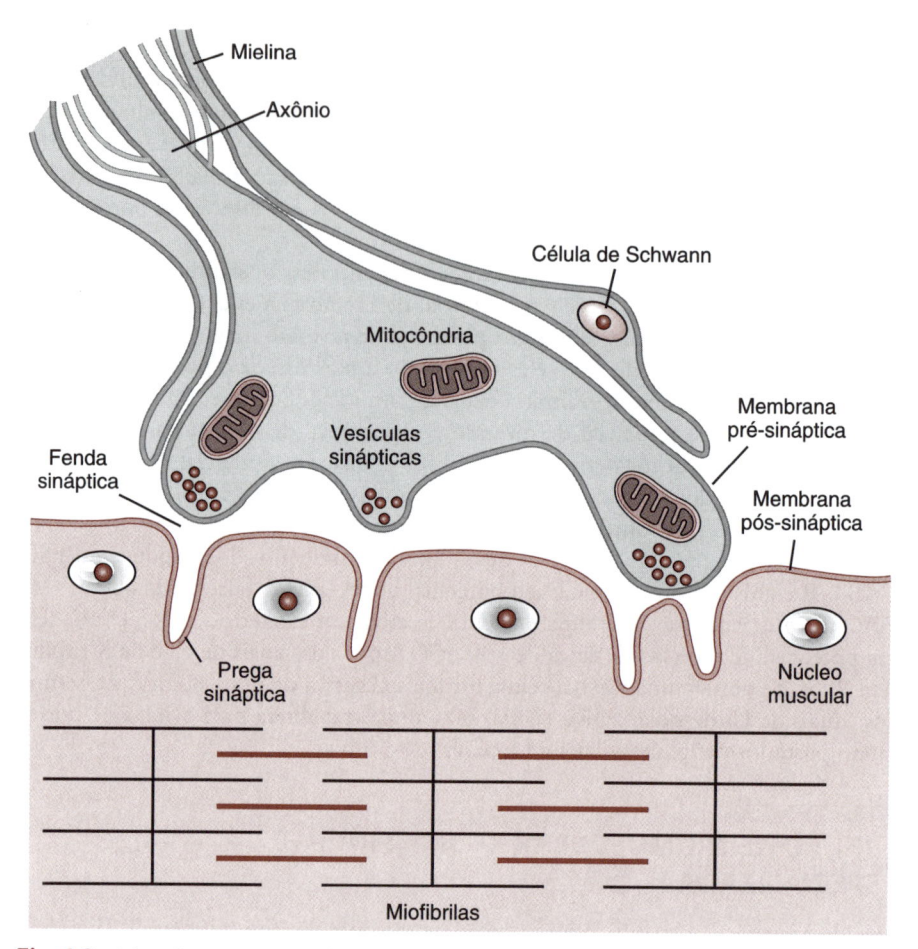

Fig. 6.9 A junção neuromuscular.

Os terminais nervosos contêm muitas mitocôndrias e muitas vesículas sinápticas de 40 nm de diâmetro que contêm acetilcolina (ACh). A terminação nervosa é separada do músculo por um espaço de 50 nm, a **fenda sináptica**, que contém uma lâmina basal. A membrana muscular contém receptores de ACh (AChR) e acetilcolina esterase (AChE). Nas micrografias eletrônicas de transmissão, tanto as membranas pré como pós-sinápticas parecem espessadas, indicando a presença de canais e outras proteínas.

A transmissão neuromuscular pode ser descrita como um processo de dez etapas: (1) um potencial de ação entra no terminal pré-sináptico; (2) o terminal nervoso é despolarizado; (3) a despolarização abre canais de Ca_V; (4) O Ca entra na célula, movendo-se descentemente em direção ao seu gradiente eletroquímico; (5) o Ca age em um local de liberação, provavelmente sinaptogmina, fazendo com que as vesículas sinápticas se fundam com a membrana pré-sináptica; (6) cerca de 200 vesículas liberam sua ACh para o interior da fenda sináptica; (7) a ACh na fenda ou (a) se difunde para fora da fenda, (b) ou é hidrolisada por ACh em acetato e colina, ou (c) interage com a AChR na membrana pós-sináptica; (8) as AChR ativadas são muito permeáveis ao Na e K, e ligeiramente permeáveis ao Ca, por isso um influxo resultante de carga positiva para o interior da célula muscular despolariza a membrana muscular na região da placa terminal; (9) quando a membrana muscular é despolarizada até o limiar, um potencial de ação é desencadeado, o que se propaga em ambas as direções para as extremidades da célula muscular (a ligação entre a excitação e a contração muscular é discutida no Cap. 7); e finalmente (10) a colina é reciclada no terminal nervoso, o Ca é bombeado para fora do terminal nervoso, e as vesículas são recicladas e reenchidas.

Registrando o potencial da placa terminal

Se um microeletrodo for inserido em uma fibra muscular próxima da junção neuromuscular, um potencial de repouso de cerca de –90 mV será medido. Se o nervo for estimulado e evitar-se que o músculo se contraia por meio de estiramento extremo (ver Fig. 7.4), observar-se-á que o potencial de membrana mudará, como mostrado na linha contínua à esquerda na Fig. 6.10. Se, ao contrário, o eletrodo for colocado vários centímetros adiante da junção neuromuscular, o potencial mostrado na linha da direita será observado. Se a concentração de Ca no banho for reduzida, a concentração de Mg será aumentada, e o nervo será novamente estimulado, mudando o potencial na junção neuromuscular, como mostrado na linha tracejada. Sob essas condições, não haverá mudanças no potencial de membrana vários centímetros adiante da junção.

A linha contínua à esquerda mostra um potencial de ação sobreposto a um potencial de placa terminal (PPT). Há uma despolarização inicial devido a uma entrada resultante de carga positiva através das AChR que foram ativadas pela liberação de ACh. Quando o potencial atingiu cerca de –50 mV, um potencial de ação foi iniciado. No Ca normal, o potencial da placa terminal é duas ou três vezes maior do que o necessário para despolarizar a membrana muscular até o limiar.

O potencial de ação puro é observado na linha à direita; pode ser registrado estimulando eletricamente uma extremidade do músculo ou colocando o eletrodo de registro alguns centímetros adiante da placa terminal. A linha tracejada à esquerda mostra um potencial de placa terminal com amplitude reduzida. O potencial de placa terminal não é visível a alguns centímetros da placa terminal (à direita). Uma redução

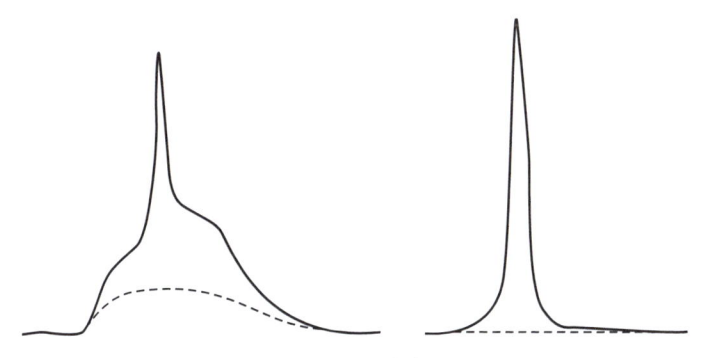

Fig. 6.10 Potencial de placa terminal e potencial de ação em junção neuromuscular (à esquerda) e 2 cm adiante (à direita).

do Ca extracelular reduz a liberação de ACh e, portanto, reduz o PPT. Um aumento de Mg reduz a liberação de transmissor, reduzindo a entrada de Ca através dos canais de Ca$_V$. Tais efeitos opostos de Ca e Mg foram observados em todas as sinapses químicas examinadas, sendo esse hoje considerado um dos testes para a identificação de uma sinapse química.

As concentrações de Ca e Mg têm um efeito diferente na excitabilidade ou no limiar para os potenciais de ação no nervo e nas células musculares. A redução do Ca torna as células mais excitáveis ou faz com que tenham um limiar mais negativo, ou requer uma despolarização menor para atingir o limiar para um potencial de ação. Esse é um efeito nos canais de Na$_V$; com nível baixo de Ca, os canais de Na$_V$ se abrem em potenciais mais negativos. O Ca e Mg têm uma ação sinergística nos canais de Na$_V$; apresentam ações opostas na transmissão neuromuscular. Clinicamente, os efeitos da hipocalcemia são a hiperexcitabilidade e potenciais de ação espontâneos no nervo e músculo. Esses efeitos são observados quando ainda há Ca suficiente para sustentar suficiente liberação de ACh, de forma que cada potencial de ação do nervo leva a um potencial de ação do músculo.

Nesse caso de baixo nível de Ca e alto nível de Mg, o PPT não é grande o bastante para atingir o limiar e desencadear um potencial de ação, o qual é ativamente propagado; o potencial da placa terminal se dissemina passivamente e não é visível a alguns centímetros da junção neuromuscular. Esses dois potenciais são produzidos pela atividade dos diferentes canais que têm farmacologia diferenciada. O curare bloqueia os AChR e o potencial de placa terminal sem afetar o potencial de ação observado após a estimulação elétrica direta do músculo. Uma toxina de um caramujo cônico (μ-conotoxina) bloqueia o potencial de ação do músculo, mas não o potencial da placa terminal. A μ-conotoxina bloqueia os canais de Na$_V$ musculares, mas não os canais de Na$_V$ nervosos, um produto genético diferente.

Se a proporção Ca e Mg for suficientemente baixa, a resposta à estimulação aparecerá como na Fig. 6.11. Cada linha representa a resposta a uma estimulação repetida a cada 5 s. Três das linhas mostram um potencial de placa terminal pequeno; na terceira tentativa, não houve resposta. A primeira resposta é de cerca de 1 mV de altura; as segunda e quarta respostas são de cerca de 0,5 mV. Quando tal expe-

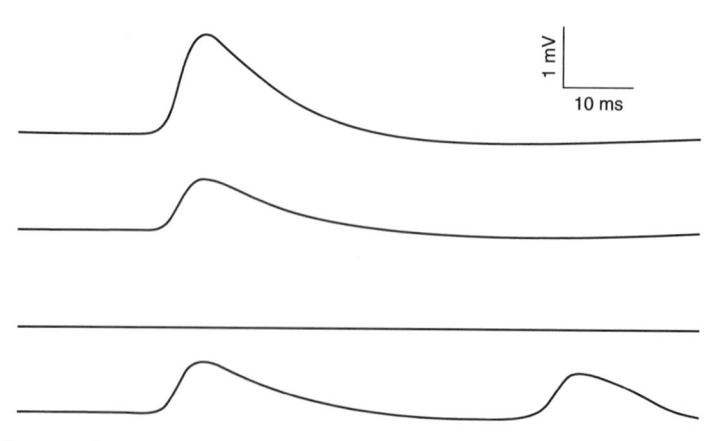

Fig. 6.11 Parte dos potenciais de placa terminal em miniatura.

rimento foi repetido muitas vezes, descobriu-se que as respostas eram quantificadas com uma resposta de unidade de cerca de 0,5 mV, ou seja, havia muitas respostas de 0,5 mV, 1 mV e 1,5 mV, mas muito poucas com amplitudes intermediárias a elas. Além disso, algumas vezes há respostas espontâneas de 0,5 mV sem qualquer estimulação; uma das quais foi captada na quarta linha. Os referidos potenciais de placa terminal em miniatura (PPTM) representam a resposta pós-sináptica à liberação de um, dois ou três **quanta** de ACh. Cada *quantum* é o conteúdo de uma única vesícula. Não é possível saber o número exato de vesículas liberadas em qualquer estimulação em particular; apenas um número médio, ou o **conteúdo quantal médio**, pode ser previsto. O PPT em condições normais de Ca/Mg é a resposta a cerca de 200 quanta.

A freqüência média de PPTM espontâneos é de cerca de uma vesícula por segundo. Em um potencial de placa terminal normal, as 200 vesículas são liberadas em um período de 1 ms, o que significa que a estimulação aumentou a taxa de liberação em 200.000 vezes. Se o veneno da aranha viúva-negra (ou marrom) (VAVN) for aplicado em uma junção neuromuscular, a freqüência de PPTM aumenta para algumas centenas por segundo por cerca de 30 min e depois pára. No total, cerca de 200.000 vesículas são liberadas, o que é igual ao número observado pela microscopia eletrônica em uma junção neuromuscular não-estimulada. Após o tratamento para o VAVN, não havia vesículas visíveis. O VAVN paralisa depletando os terminais nervosos das vesículas sinápticas. Pode ser mortal se as terminações nervosas que controlam a respiração forem comprometidas.

Interação transmissor-receptor

O receptor nicotínico ACh na junção neuromuscular tem cinco subunidades, cada uma com quatro segmentos TM. Duas das subunidades são chamadas subunidades alfa e ligam ACh nas interfaces α-γ e α-δ próximas do topo da molécula, cerca de 5 nm do centro da membrana. O canal em seguida passa por uma alteração conformacional transmitida através da molécula para abrir o poro, mais provavelmente fazendo com que os segmentos M2 TM movam-se para fora e longe do eixo do poro, tornando-o maior. O poro aberto permite que o Na e K, bem como, em menor extensão, Ca passem. O poro fica aberto cerca de 1 ms, e cerca de 20.000 íons passam a uma taxa de 2×10^7/s, o que é equivalente a cerca de 3 pA. Se um único AChR for capturado em uma placa de membrana e mantido com um potencial de -90 mV, a aplicação de ACh fará com que o canal se abra e se feche várias vezes, cada abertura aparecendo como um pulso de corrente de 3 pA de duração variável com uma média de duração de cerca de 1 ms. Um único *quantum* abre cerca de 2.000 canais; 200 *quanta*, cerca de 400.000. Uma junção neuromuscular tem muitos canais, cerca de 20 milhões; assim, apenas uma pequena fração é usada de cada vez.

O número de canais abertos é proporcional à concentração de ACh ao quadrado e o número efetivo de receptores. Um esquema cinético para a reação é mostrado na Fig. 6.12. O receptor pode abrir com uma ou mais moléculas de ACh ligadas; permanece aberto cerca de dez vezes mais tempo com duas ligadas. É a concentração de R*2ACh proporcional à concentração de ACh ao quadrado.

$$\text{Número de canais abertos} = k[R][ACh]^2 \qquad [6.1]$$

Fig. 6.12 Um esquema cinético da reação entre a acetilcolina e o receptor nicotínico de acetilcolina.

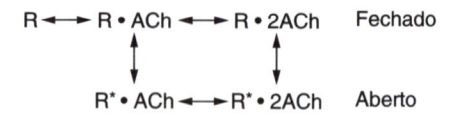

$$R \leftrightarrow R \cdot ACh \leftrightarrow R \cdot 2ACh \quad \text{Fechado}$$
$$\updownarrow \qquad \updownarrow$$
$$R^* \cdot ACh \leftrightarrow R^* \cdot 2ACh \quad \text{Aberto}$$

Dessensibilização

Se uma única AChR for exposta à ACh contínua por vários minutos, sua resposta ficará mais lenta e as aberturas menos freqüentes. Adicionando a ACh ao banho que contém uma junção neuromuscular, o potencial de membrana muscular se despolarizará, mas a resposta atingirá um pico e depois declinará, como mostrado na Fig. 6.13. Esse declínio é chamado de **dessensibilização**; a molécula de AChR entrou em um estado inativado a partir do qual não se abre. Isso é funcionalmente semelhante à inativação dos canais de Na_V exceto que o curso do tempo, o agente que causa a inativação, e a base molecular nos canais são completamente diferentes. A dessensibilização provavelmente não ocorre com o uso normal de junções neuromusculares, mas pode tornar-se um problema quando fármacos que bloqueiam a acetilcolinaesterase são usados. Um paciente com AChR dessensibilizadas podem ficar paralisados e incapazes de respirar devido à ausência de AChR funcionais.

Alguns fármacos que agem na junção neuromuscular

O D-tubocurare é um agente bloqueador neuromuscular clássico, originalmente descoberto como um veneno de flecha da América do Sul. O curare liga AChR de maneira reversível e evita que a ACh abra os canais. Após a aplicação do curare, o PPT fica menor; se houver curare suficiente, o PPT torna-se tão pequeno que não mais desencadeia um potencial de ação, semelhante à resposta tracejada na Fig. 6.10, e a junção é efetivamente bloqueada. Doses mais altas de curare podem eliminar o PPT. O curare reduz o PPT diminuindo o número de receptores disponíveis para responder à ACh. O curare, ou um fármaco relacionado, freqüentemente é usado durante cirurgia para imobilizar músculos; também pode facilitar a intubação traqueal ou a ventilação mecânica.

Anticolinesterases, tais como a **neostigmina**, combinam com AChE e evitam a hidrólise de ACh, o que leva a um PPT maior. A neostigmina é usada para acelerar a recuperação dos efeitos do curare e reduzir os sintomas de miastenia *gravis* (ver adiante). Há perigos associados à neostigmina; um excesso de ACh pode levar à

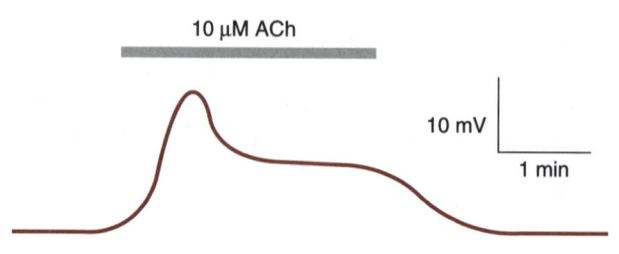

Fig. 6.13 Dessensibilização dos receptores de acetilcolina.

dessensibilização dos receptores restantes. Além disso, o corpo usa ACh para retardar o coração e liberar saliva; ambos esses efeitos podem ser aumentados pela fisostigmina.

O **botulismo** é um envenenamento alimentar potencialmente fatal causado pela bactéria anaeróbica *Clostridium botulinum*. Algumas das toxinas liberadas por esse organismo são endopeptidases, captadas pelas células nervosas e que clivam a sinaptobrevina, evitando, assim, a liberação de transmissores. As toxinas purificadas são usadas clinicamente para evitar transmissão neuromuscular não-desejada.

A cobra *Bungarus* paralisa sua presa com α-**bungarotoxina**, que liga AChR de maneira irreversível e evita sua abertura. A bungarotoxina foi marcada fluorescentemente e usada experimentalmente para identificar e localizar nAChR.

Miastenia *gravis*

A miastenia *gravis* é uma doença associada a fraqueza muscular e fatigabilidade ao esforço. É uma doença auto-imune que leva à destruição do AChR. Os pacientes podem ter apenas 10 a 30% do número normal de AChR. O tratamento com anti-colinesterases aumenta a quantidade de ACh disponível, o que torna mais provável que os AChR restantes sejam ativados (Eq. [6.1]). Há um perigo em administrar anticolinesterase demais, o que pode levar à dessensibilização da AChR e mais fraqueza. Se esta fraqueza for interpretada erroneamente como terapia com insuficiência de anticolinesterase, pode-se iniciar uma alça de *feedback* positiva trágica que leva a uma crise miastênica.

Síndrome de Lambert-Eaton

A síndrome de Lambert-Eaton é considerada uma doença auto-imune que reduz o número de canais de Ca_V no terminal pré-sináptico. Com esforço prolongado, esses pacientes ganham força, o oposto dos pacientes miastênicos. Prolongar os potenciais de ação pré-sinápticos com fármacos que bloqueiam os canais de K_V, tais como diaminopiridina, pode aliviar alguns dos sintomas. A despolarização prolongada abre os canais de Ca_V restantes por um tempo maior, permitindo uma entrada maior de Ca e, portanto, mais liberação. Se o experimento mostrado na Fig. 6.11 for realizado nessas junções neuromusculares, descobrirão que elas têm menor conteúdo quantal; isto é, liberarão um número menor de vesículas por estímulo, o que ocorre diferentemente da miastenia *gravis*, que mostra o conteúdo quantal normal, mas menor PPTM, a despolarização para cada *quantum*.

Estimulação repetitiva

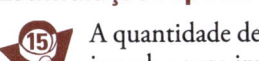

A quantidade de transmissores liberados por uma sinapse não é constante de impulso para impulso, mas depende da história pregressa da atividade. Se o nervo que leva a uma junção neuromuscular for estimulado uma vez a cada 10 s ou mais lentamente, consistentemente liberará 200 vesículas. Sendo a taxa de estimulação abruptamente mudada para 50/s, o que é aproximadamente a taxa usada pelo SNC para causar a contração muscular normal, a quantidade liberada por impulso aumentará na primeira metade de segundo e depois diminuirá (Fig. 6.14). O aumento, chamado **facilitação**, está relacionado com o desenvolvimento do cálcio

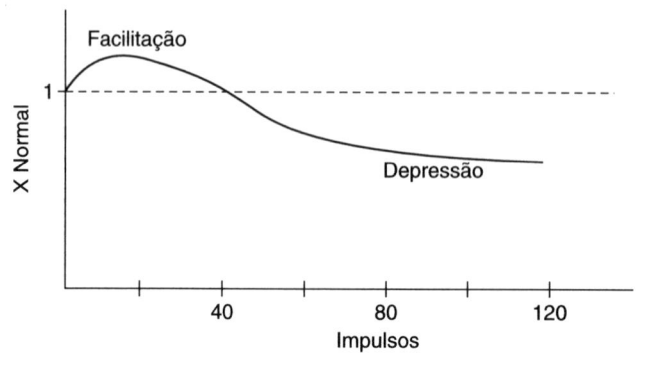

Fig. 6.14 Facilitação e depressão da transmissão sináptica na junção neuromuscular.

residual no terminal nervoso. A redução, denominada **depressão**, é considerada um reflexo da depleção de vesículas nos locais de liberação.

Essa variação não afeta o funcionamento de uma junção neuromuscular normal. Cada um daqueles impulsos nervosos libera ACh suficiente para produzir um PPT grande o suficiente para disparar um potencial de ação muscular. Entretanto, a pessoa miastênica pode ter transmissão neuromuscular funcional apenas no início da tarefa e sentir fraqueza quando ocorre depressão com esforço prolongado, e a quantidade de ACh liberada cai abaixo do necessário para desencadear um potencial de ação muscular. Uma anticolinesterase com ação de curta duração, o cloreto de edrofônio (**Tensilon**) é freqüentemente usado como teste para a miastenia *gravis* nos pacientes que apresentam rápido enfraquecimento quando se pede a eles que realizem uma contração contínua.

Potenciação pós-tetânica

Quando o estímulo de 50/s é suspenso, há um aumento da quantidade de transmissor que pode ser liberada por um único impulso nervoso (Fig. 6.15). O nervo era estimulado uma vez a cada 30 s antes da e após a estimulação tetânica. Durante o tétano, a liberação aumentava ou diminuía, como na Fig. 6.14. Após o tétano, quando a sinapse se recuperava da depressão, uma potenciação pós-tetânica (**PPT**) era observada e durava vários minutos. A PPT também está relacionada com um aumento da concentração residual de Ca no terminal nervoso, porém a PPT tem um início mais lento e um declínio mais lento do que na facilitação.

A PPT é usada como procedimento diagnóstico após procedimentos cirúrgicos, quando o curare ou outros agentes bloqueadores neuromusculares foram usados para evitar o movimento indesejado. O anestesiologista administra inibidores de anticolinesterase no paciente, mas ela, ou ele, quer saber exatamente quando a quantidade suficiente de inibidor foi administrada para que se evite administrar demais e dessensibilizar as AChR. O anestesiologista repete o experimento mostrado na Fig. 6.15, estimulando o ramo tenar do nervo mediano do paciente e sentindo a força da contração dos músculos tenares. Dois choques são dados antes do tétano e, posteriormente, um 30 s depois. Sob dose profunda de

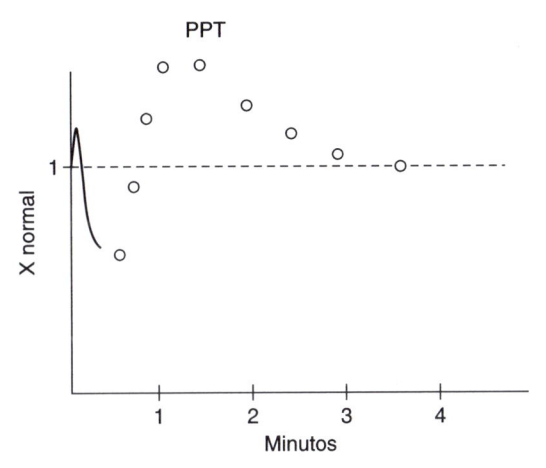

Fig. 6.15 Potenciação pós-tetânica (PPT) da transmissão sináptica na junção neuromuscular.

curare, nenhum desses produz uma contração palpável. À medida que mais ACh é disponibilizada por meio do bloqueio da esterase, o estímulo após o tétano dá uma resposta maior do que as duas antes do tétano, porque ela será a primeira com um PPT grande o suficiente para excitar o músculo. O ponto final é quando quantidade suficiente de esterase foi administrada para que as três respostas sejam as mesmas porque as três PPT estão acima do limiar para a ativação do músculo.

Sinapses autonômicas

O sistema nervoso autônomo (SNA) tem duas divisões, ambas com duas sinapses fora do SNC (Fig. 6.16). A sinapse mais próxima do SNC é chamada de sinapse **ganglionar**; os nervos que levam para o interior e para fora dos gânglios são chamados de **pré-ganglionares** e **pós-ganglionares**. Os gânglios simpáticos repousam em uma cadeia adjacente à coluna vertebral; os gânglios parassimpáticos ficam perto dos órgãos finais onde a segunda sinapse ocorre. As segundas sinapses são sobre os músculos lisos ou células cardíacas ou células ganglionares. Muitos tecidos recebem tanto inervação simpática como parassimpática.

O transmissor primário na sinapse ganglônica de ambas as divisões é a ACh; os receptores são os nAChR nicotínicos que são pentâmeros heteroméricos de produtos genéticos relacionados com o, mas diferentes do, nAChR do musculoesquelético. Os receptores ganglionares são menos sensíveis ao curare e mais facilmente bloqueados pelo hexametônio. O transmissor pós-ganglionar primário no sistema nervoso simpático é a norepinefrina (NE), e há duas categorias de GPCR nas células pós-sinápticas chamadas de receptores alfa e betaadrenérgicos. O receptor pós-ganglionar primário na divisão parassimpática é a Ach, e os receptores são os mAChR muscarínicos, também GPCR, mas em geral com diferentes proteínas G do que as dos receptores de NE.

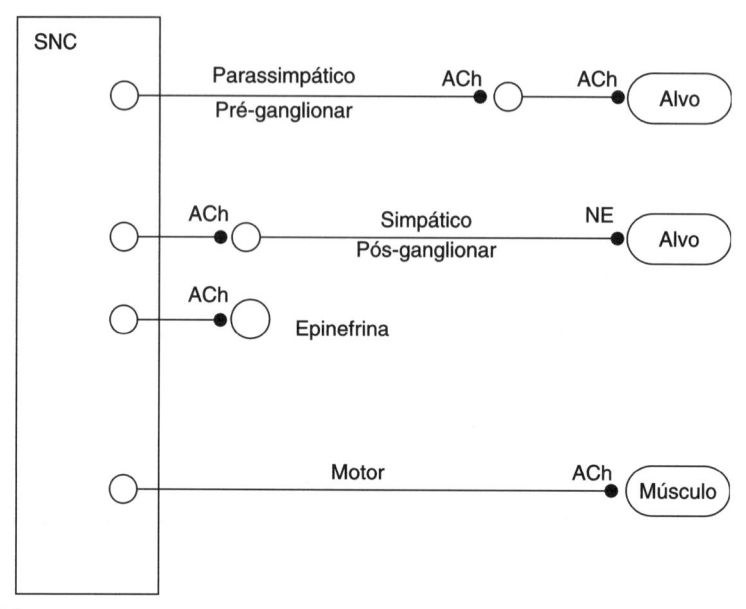

Fig. 6.16 Visão esquemática das fibras eferentes do sistema nervoso autônomo e os motoneurônios.

As sinapses ganglionares em geral são descritas como tendo um comportamento mais ou menos semelhante ao da junção neuromuscular. Entretanto, a situação é mais complicada; os neurônios pós-sinápticos têm dendritos com mais de uma terminação nervosa pré-sináptica neles. Subpopulações diferentes de células pré e pós-sinápticas foram distinguidas olhando os transmissores peptídicos que existem nestas células juntamente com seus transmissores clássicos. As células pós-ganglionares também têm mAChR que produzem um PPSE lento, fechando um canal de K. Também há células intensamente fluorescentes pequenas (SIF) nos gânglios inervados pelas fibras pré-ganglionares e que liberam NE ou dopamina. No geral, parece que se deve realizar algum tipo de computação nos gânglios, mais do que o simples circuito de passar-através observado na junção neuromuscular.

As sinapses entre as células pós-ganglionares e os órgãos finais são diferentes da junção neuromuscular. Os processos pré-sinápticos são semelhantes, mas as células pós-ganglionares realizam sinapses *en passant*. As vesículas são observadas nas varicosidades do nervo pré-sináptico, que continua para outras varicosidades antes de atingir seu terminal.

A ativação dos mAChR pelo SNA aumenta o tônus e a motilidade GI, bem como o tônus e motilidade da bexiga urinária, além da salivação e sudorese, e diminui a freqüência cardíaca e pressão arterial. O SNA ativa os receptores α, β_1 e β_2-adrenérgicos, e os receptores α-adrenérgicos aumentam a pressão arterial. Os receptores β_1-adrenérgicos aumentam a freqüência cardíaca bem como a força de contração e pressão arterial. Os receptores β_2-adrenérgicos dilatam os bronquíolos nos pulmões. O mecanismo dos efeitos nos músculos cardíaco e liso é discutido no Cap. 7.

Muitos fármacos agonistas e antagonistas foram usados para controlar tais processos, alguns com mais especificidade do que outros. Assim, há α-agonistas e betabloqueadores específicos. As anfetaminas e cocaína apresentam um efeito adrenérgico indireto, pois estimulam a liberação de NE. Alguns compostos, como a efedrina, apresentam efeitos adrenérgicos diretos e indiretos. A atropina é o antagonista de mAChR arquetípico; seus efeitos são o oposto dos atribuídos à ACh anteriormente citada. Em muitos locais, há uma liberação tônica tanto de ACh quanto de NE a partir do SNA, por isso o bloqueio de um grupo de receptores pode produzir efeitos semelhantes para ativar o outro.

SINAPSES DO SISTEMA NERVOSO CENTRAL

O SNC do ser humano tem bilhões de neurônios com trilhões de sinapses entre eles. Um único neurônio pode ter centenas tanto de entradas excitatórias quanto inibitórias; alguns neurônios maiores podem ter mais de 100.000 terminações neles. A fim de acomodar essa **convergência** de entradas sinápticas, a maioria dos neurônios possui uma árvore dendrítica que expande grandemente a área disponível para o contato sináptico. O corpo celular (**soma**) e a região inicial do axônio (**proeminência axônica**) integram os sinais sinápticos que entram e determinam quando e com que freqüência o neurônio disparará os potenciais de ação (Fig. 6.17). O axônio transporta a saída do neurônio para o próximo grupo de neurônios ou para as células do musculoesquelético se ele for um motoneurônio. Em geral, apenas um único axônio deixa o corpo celular, porém mais tarde ele se ramifica para permitir que

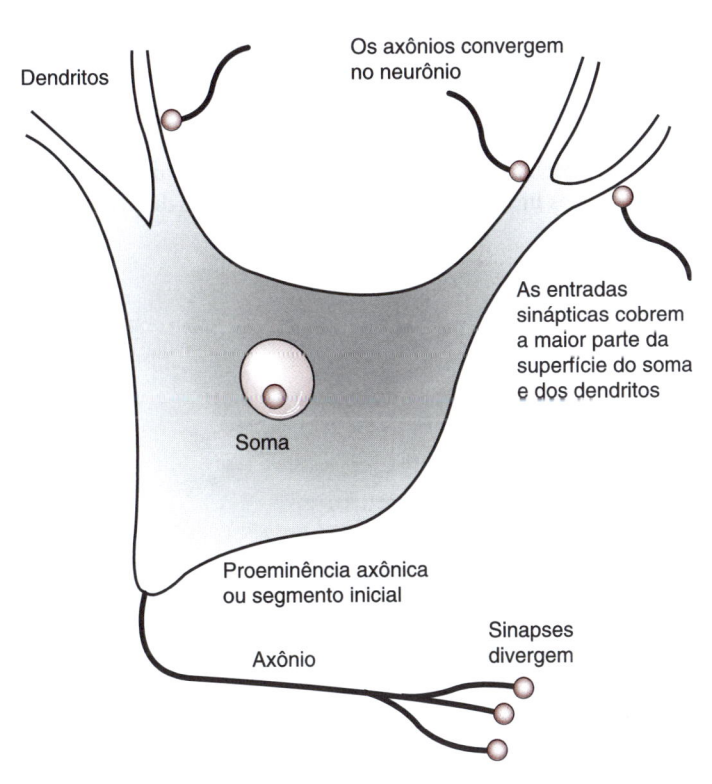

Fig. 6.17 Convergência e divergência de sinapses no SNC.

o neurônio faça sinapse com muitas outras células. Essa **divergência** de informações, combinada com a convergência de muitas entradas no neurônio, confere ao SNC muito de seu poder computacional.

Cada neurônio no SNC age como um ou mais pequenos computadores. Enquanto cada célula realiza suas computações em milissegundos, milhões de vezes mais lentamente do que a unidade de processamento de um computador moderno, os bilhões de neurônios que operam em paralelo tornam o SNC muito mais brilhante quando é feita uma comparação. O SNC é capaz de criar cada pensamento na história registrada enquanto simultaneamente regula tanto a ação de caminhar quanto a de mastigar uma goma de mascar. As sinapses tornam isto possível. A aprendizagem e a memória são executadas por meio da modificação das sinapses.

Há dois tipos gerais de sinapses no SNC, elétricas e químicas. As **sinapses elétricas** operam por fluxo de corrente elétrica direto a partir do neurônio pré-sináptico para o neurônio pós-sináptico através dos canais de *gap junction* entre as membranas das duas células (Fig. 6.18). Os neurotransmissores não estão envolvidos, e as sinapses elétricas podem ter menos retardo sináptico do que as sinapses químicas. Entretanto, diferentemente das sinapses químicas, as sinapses elétricas não conseguem amplificar o sinal nem reverter a direção do fluxo da corrente. As *gap junctions*, que funcionam como sinapses elétricas e permitem que os potenciais de ação fluam seletivamente de uma célula para outra, também conectam células no coração e alguns tipos de músculo liso.

Há dois tipos gerais de sinapse química no SNC, excitatórias e inibitórias. As sinapses excitatórias geram PPSE que despolarizam a membrana em direção ao limiar. As sinapses inibitórias geram PPSI que ou hiperpolarizam a membrana ou resistem à despolarização até o limiar. Cada um desses tipos pode, posteriormente, ser dividido em canais iônicos quimiossensíveis (ou receptores ionotrópicos) e canais iônicos ligados à proteína G (ou receptores metabotrópicos). Os canais iônicos quimiossensíveis tipicamente desencadeiam eventos sinápticos rápidos que duram alguns milissegundos. Os canais iônicos ligados à proteína G podem produzir efeitos durante centenas de milissegundos.

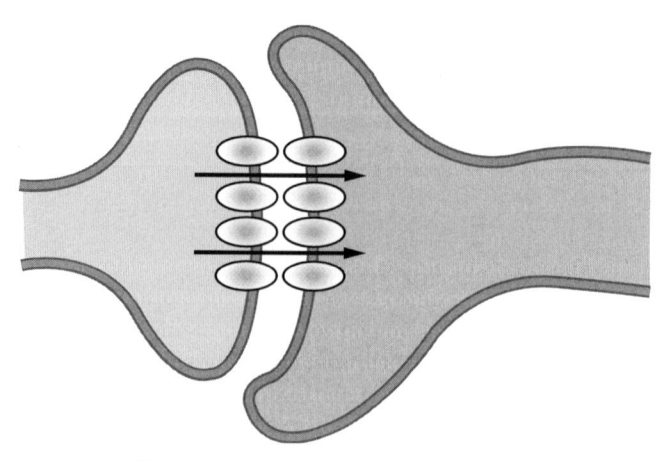

Fig. 6.18 Uma sinapse elétrica.

INTEGRAÇÃO DE CORRENTES SINÁPTICAS

As sinapses excitatórias e inibitórias injetam corrente (positiva ou negativa) nas células. Essas correntes fluem para o interior do corpo celular e são somadas. Os PPS disseminam-se passivamente para o local de iniciação do pulso (*spike*) ou parte da célula com o limiar mais baixo devido às propriedades do cabo da célula. As sinapses mais distais serão diminuídas se comparadas com as próximas do local. A célula produz o local de iniciação do pulso controlando a densidade local de canais de Na$_V$. Freqüentemente, o local de iniciação do pulso é a proeminência do axônio (Fig. 6.17) ou primeiramente o nodo de Ranvier.

Pelo fato de o PPS durar vários a muitos milissegundos, podem ser somados embora não ocorram sincronicamente, o que é chamado **somação temporal**. Os efeitos das sinapses em diferentes locais na mesma célula pós-sináptica também podem ser somados, o que se chama de **somação espacial**, ponderada inversamente pela distância da sinapse até o local de iniciação do potencial de ação.

A Fig. 6.19 é um desenho esquemático de uma sinapse química no SNC. O terminal pré-sináptico é de cerca de 1 µm de diâmetro e contém mitocôndrias e vesículas sinápticas preenchidas com neurotransmissor. A despolarização do terminal abre canais de Ca$_V$, e o Ca flui descendentemente em direção ao seu gradiente eletroquímico para agir na sinaptotagmina e desencadear a fusão de algumas vesículas com a membrana pré-sináptica a fim de realizar a exocitose do neurotransmissor. Em seguida, a membrana é reciclada, e as vesículas reenchidas. Os receptores pós-sinápticos freqüentemente ficam em protrusões a partir dos dendritos, chamadas de espinhas, embora as sinapses também sejam encontradas no pedículo dendrítico, no corpo celular neuronial e em outras terminações sinápticas.

As sinapses do SNC partilham muitas características com a junção neuromuscular, mas diferem em vários aspectos importantes. As sinapses do SNC são muito menores e liberam muito menos vesículas, tipicamente menos que cinco por impulso, comparadas com cerca de 200 na placa terminal motora. No SNC, as fendas sinápticas são mais estreitas, com cerca de 20 nm, e caderinas e outras moléculas de adesão celular transpõem (*Gap*). A ACh é o transmissor na junção neuromuscular; há ampla variedade de transmissores no SNC. O potencial da placa terminal sempre é excitatório e grande o suficiente para levar a membrana do músculo

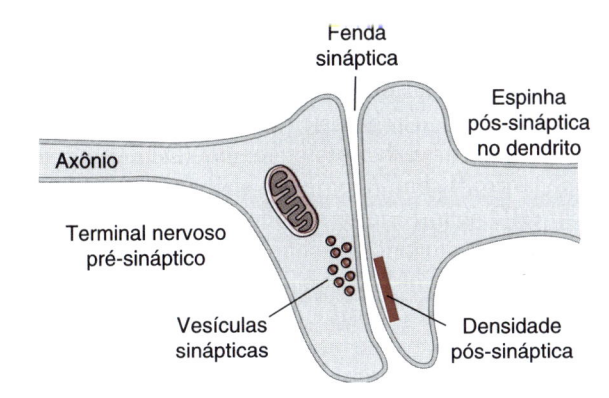

Fig. 6.19 Sinapse no SNC.

ao limiar; as sinapses no SNC são excitatórias ou inibitórias, e o limiar é alcançado pela combinação de centenas de PPSE.

Há algumas sinapses do SNC excepcionais. No cerebelo, um axônio de fibra ascendente pode fazer dezenas de sinapses na célula de Purkinje. No cálice de Held, na via auditiva, a terminação pré-sináptica forma um capuz com pedículos semelhantes a dedos que envolvem o neurônio pré-sináptico, cobrindo cerca de 40% de seu soma. Em ambas estas sinapses, um único impulso pré-sináptico libera centenas de *quanta*, e o PPSE resultante é grande o suficiente para desencadear um potencial de ação pós-sináptico.

O **glutamato** é o principal neurotransmissor excitatório no SNC. Há vários receptores de glutamato pós-sinápticos, ambos os canais e GPCR. Os canais podem ser agrupados em dois tipos principais, canais **NMDA** e **não-NMDA**, de acordo com sua sensibilidade ao agonista sintético N-metila-D-aspartato. Ambos os tipos respondem ao glutamato. Os canais não-NMDA podem ser chamados de canais **AMPA**, **de quisqualato** ou **cainato**, de acordo com quais desses agonistas não-fisiológicos os abrem. Os canais não-NMDA tipicamente geram PPSE rápidos que duram cerca de 5 ms.

Quando são ativados pelo glutamato, os canais não-NMDA permitem que o Na e o K fluam através de seus poros. Cada íon se move na direção que tenderá a trazer o potencial de membrana para seu potencial de equilíbrio Nernst. Pelo fato de ambos estarem se movendo, o potencial de membrana tende a atingir a média dos dois potenciais de equilíbrio, de cerca de −10 mV. Esse potencial, em que as duas correntes iônicas são iguais, é chamado de potencial de reversão para o canal. Quando tais canais se abrem em potenciais mais negativos do que o potencial de reversão, a tendência do Na de entrar na célula domina, e a membrana se despolariza em direção ao potencial de reversão. Se o potencial inicial for mais positivo do que o potencial de reversão, os íons K dominarão e a célula se hiperpolarizará em direção ao potencial de reversão.

Os canais do receptor NMDA geram PPSE que duram centenas de milissegundos. A abertura dos canais NMDA permite que Na e K, bem como Ca passem através de seus poros. Na presença de glutamato, canais NMDA se abrirão apenas se a célula pós-sináptica também for despolarizada por algum outro meio. Esse controle duplo da entrada de Ca tem um papel essencial na aprendizagem, como discutido adiante.

O **GABA** (ácido gamaminobutírico) é o principal transmissor inibitório no cérebro. A **glicina** é um transmissor inibitório no tronco cerebral e na medula espinhal. O GABA abre canais $GABA_A$ diretamente, o que permite que íons Cl passem através de seus poros. O GABA também pode causar a inibição através dos receptores $GABA_B$, que são GPCR que levam à abertura dos canais de K. O potencial de reversão para canais $GABA_A$ reside no potencial de Nernst para o Cl, cerca de −80 mV. Se a membrana for mais positiva do que E_{Cl}, o Cl entrará na célula e tornará o potencial da membrana mais negativo, o que diminuirá sua probabilidade de iniciar um potencial de ação.

Os **benzodiazepínicos**, tais como o diazepam, e os **barbitúricos** aumentam a probabilidade aberta dos $GABA_AR$ ativados. Ambos foram usados como sedativos e anticonvulsivantes. Os **anestésicos gerais**, tais como o éter, clorofórmio e halotano, aumentam a duração dos PPSI bem como diminuem a amplitude e duração dos PPSE.

NEUROTRANSMISSORES MODULADORES DO SNC

No SNC, a ACh, NE, dopamina e serotonina agem primariamente como moduladores difusos da atividade em vez de estarem envolvidas nas tarefas específicas distintas. Cada um desses neurotransmissores tem seu próprio grupo de neurônios e alvos; alguns desses neurônios podem entrar em contato com mais de 100.000 neurônios pós-sinápticos. Os receptores pós-sinápticos são metabotrópicos e alteram a responsividade dos neurônios pós-sinápticos através das vias dos segundos mensageiros. Também há nAChR ionotrópicos no SNC, porém existem dez a cem vezes mais mAChR. Os sistemas moduladores da ACh e NE são parte do sistema de ativação reticular ascendente que desperta o cérebro anterior em resposta a estímulos. De algumas formas gerais, os sistemas moduladores desempenham um papel no SNC semelhante ao papel desempenhado pelo SNA no restante do corpo.

INIBIÇÃO PRÉ-SINÁPTICA

Algumas sinapses do SNC agem diretamente em outras terminações sinápticas e não nos dendritos ou corpos celulares (Fig. 6.20). O terminal A libera GABA no terminal B, ativando os canais de Cl que tendem a hiperpolarizar o terminal B. Se um potencial de ação chegar a B enquanto os canais de Cl estiverem abertos, a amplitude do potencial de ação será reduzida, de forma que abrirá menos canais de Ca_V, e, portanto, menos vesículas serão liberadas pelo terminal B, o qual terá um menor efeito no neurônio C.

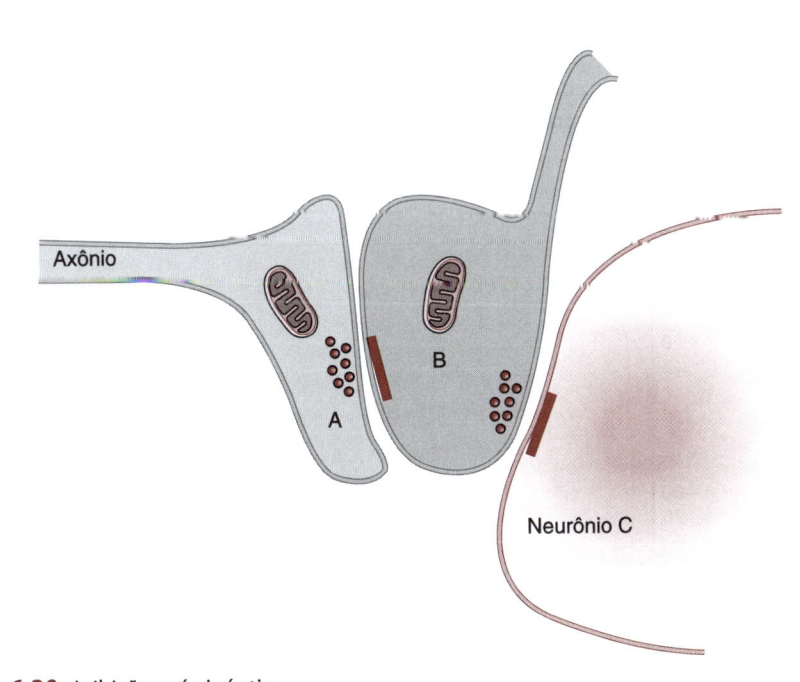

Fig. 6.20 Inibição pré-sináptica.

Transmissores químicos livremente difundíveis retrógrados

Além dos transmissores clássicos liberados das vesículas e que se ligam aos receptores, há mensageiros químicos no SNC com um modo diferente de funcionamento. O **óxido nítrico (ON)** não é armazenado, mas produzido quando necessário, podendo difundir-se livremente através das membranas celulares a partir do interior de uma célula (tipicamente um corpo celular pós-sináptico) para o interior de outras células (tipicamente terminações pré-sinápticas), onde ele altera algumas reações químicas. O ON pode se disseminar para várias terminações pré-sinápticas nas proximidades. É removido do tecido ao se ligar à hemoglobina.

A **anandamida**, um canabinóide endógeno, também é produzida, quando necessário, nas células pós-sinápticas e atinge o espaço extracelular por meio de processo não-vesiculoso. Liga-se aos **receptores canabinóides (CB1)**, que são GPCR e podem alterar a subseqüente liberação dos neurotransmissores tradicionais.

Disparo repetitivo das células nervosas

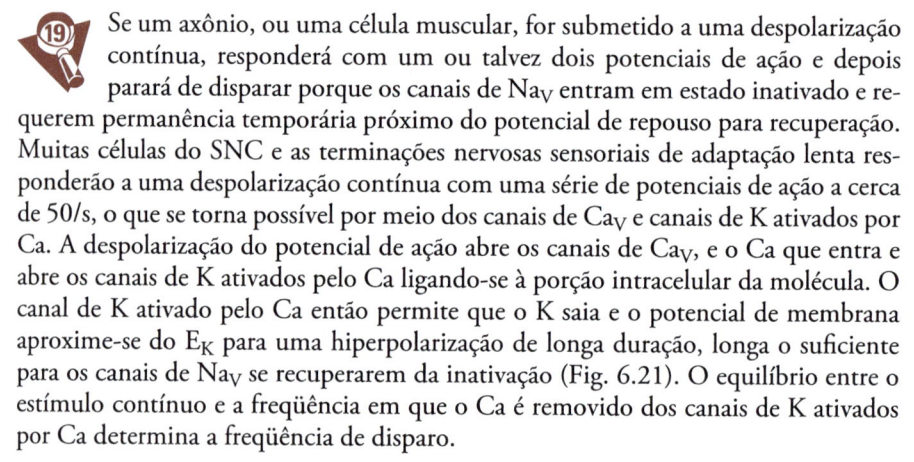

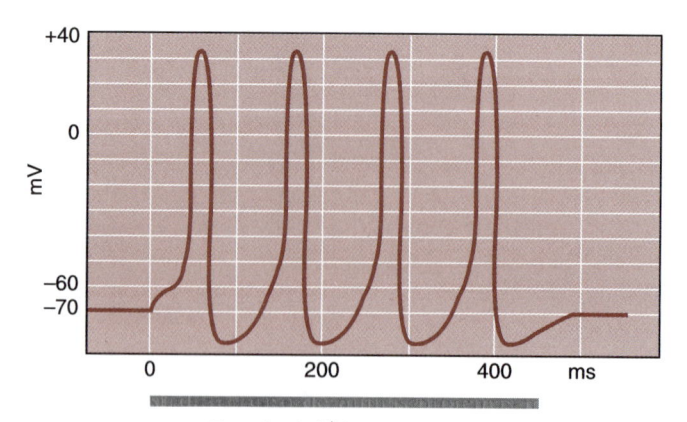

Se um axônio, ou uma célula muscular, for submetido a uma despolarização contínua, responderá com um ou talvez dois potenciais de ação e depois parará de disparar porque os canais de Na_V entram em estado inativado e requerem permanência temporária próximo do potencial de repouso para recuperação. Muitas células do SNC e as terminações nervosas sensoriais de adaptação lenta responderão a uma despolarização contínua com uma série de potenciais de ação a cerca de 50/s, o que se torna possível por meio dos canais de Ca_V e canais de K ativados por Ca. A despolarização do potencial de ação abre os canais de Ca_V, e o Ca que entra e abre os canais de K ativados pelo Ca ligando-se à porção intracelular da molécula. O canal de K ativado pelo Ca então permite que o K saia e o potencial de membrana aproxime-se do E_K para uma hiperpolarização de longa duração, longa o suficiente para os canais de Na_V se recuperarem da inativação (Fig. 6.21). O equilíbrio entre o estímulo contínuo e a freqüência em que o Ca é removido dos canais de K ativados por Ca determina a freqüência de disparo.

Fig. 6.21 Disparo repetitivo de um motoneurônio.

Aprendizagem, memória e plasticidade sináptica

A base celular de aprendizagem e memória é uma remodelagem funcional das conexões sinápticas, freqüentemente chamadas de plasticidade sináptica, o que inclui tanto a memória **explícita** ou **declarativa**, quando a pessoa pode lembrar e descrever algum fato ou evento passado, quanto a memória **implícita** ou **procedural**, como na habilidade motora aprendida. A memória freqüentemente é subdividida de **curto prazo**, minutos a horas, e de **longo prazo**, dias a toda uma vida. A formação da memória de curto prazo envolve a modificação das proteínas existentes, freqüentemente por fosforilação. As alterações a longo prazo envolvem a ativação genética, síntese protéica e rearranjo da membrana, incluindo a formação e/ou reabsorção dos terminais pré-sinápticos bem como espinhas pós-sinápticas. Em alguns estudos, demonstrou-se que o volume de córtex cerebral dedicado a uma tarefa aumenta com treinamento específico.

O fenômeno de aprendizagem celular mais intensamente estudado é a **potenciação a longo prazo (PLP)** nas sinapses do hipocampo. O **hipocampo** é necessário para a formação das novas memórias a longo prazo. Se ambos hipocampos estiverem comprometidos, a pessoa viverá continuamente no presente sem se lembrar dos eventos após a lesão. No hipocampo, a PLP ocorre nas sinapses de glutamato, entre as células CA3 pré-sinápticas e as células CA1 pós-sinápticas. O PLP e a **depressão a longo prazo** relacionada (**DLP**) também ocorrem em outros locais no SNC. O experimento clássico é semelhante à demonstração do PPT mostrado na Fig. 6.15; a sinapse é testada infreqüentemente, submetida à estimulação de alta freqüência e depois testada infreqüentemente novamente. Diferentemente do PPT, que desaparece em alguns minutos, com a PLD a potenciação permanece por muitas horas ou dias (Fig. 6.22).

Também diferente da PPT, a PLD é primariamente um evento pós-sináptico. Não é necessário fornecer estimulação de alta freqüência para os terminais pré-sinápticos; a despolarização simples da célula pós-sináptica pareada com a estimulação pré-sináptica induz à PLD. Essa resposta aos pares de entradas tornou a PLD uma base candidata à aprendizagem **associativa**. Há dois tipos de receptores de glutamato nas membranas pós-sinápticas: receptores AMPA (não-NMDA) e NMDA. Durante estimulação não-pareada de baixa freqüência, apenas os receptores AMPA são ativados;

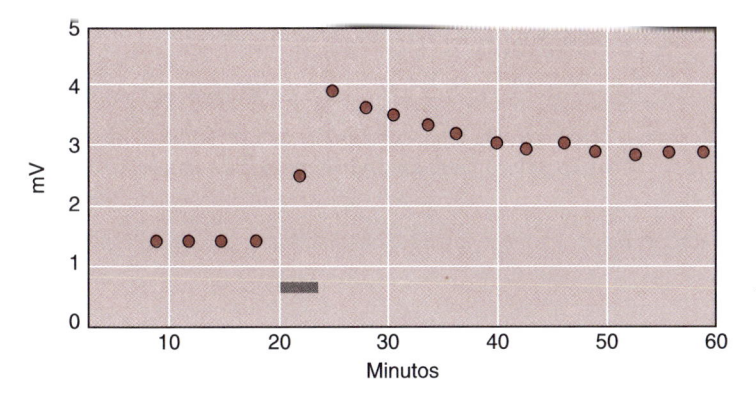

Fig. 6.22 Potenciação a longo prazo.

os receptores NMDA são obstruídos por íons Mg externos. Os canais do receptor AMPA são permeáveis ao Na e K; próximo ao potencial de repouso, o movimento de Na para o interior da célula é favorecido. Quando a membrana pós-sináptica é despolarizada, ou através da entrada sináptica de alta freqüência ou da injeção de corrente na célula pós-sináptica, o Mg é expelido dos receptores NMDA e responde ao glutamato bem como permite que o Na e Ca entrem na célula. O nível elevado de Ca ativa uma série de eventos bioquímicos que levam à inserção de mais receptores AMPA no interior da membrana pós-sináptica.

A PLD foi associada à aprendizagem em ratos usando um labirinto com água. Os ratos com os hipocampos cirurgicamente removidos não aprendiam como era o labirinto. Nem os ratos que tinham sido tratados com um antagonista específico para os canais receptores de NMDA. Há outros exemplos de plasticidade sináptica em outras regiões do cérebro, e pode também haver mecanismos adicionais, incluindo a ação retrógrada de ON ou anandamida.

PONTOS-CHAVE

① As sinapses podem ser químicas ou elétricas. As sinapses químicas podem ser excitatórias ou inibitórias.

② Nas sinapses químicas, o terminal pré-sináptico armazena um neurotransmissor nas vesículas. Quando a sinapse é ativada, o conteúdo da vesícula é liberado, e depois um processo de reciclagem recupera parte do transmissor liberado e de componentes vesiculares.

③ A acetilcolina é o neurotransmissor na junção neuromuscular. Também constitui um componente importante das sinapses dos sistemas nervosos central e autônomo.

④ O glutamato é o principal neurotransmissor excitatório no SNC.

⑤ GABA e glicina são os principais neurotransmissores inibitórios no SNC.

⑥ Várias aminas biogênicas são importantes neurotransmissores. A norepinefrina é liberada por nervos simpáticos para controlar o coração e músculo liso vascular.

⑦ Os neuropeptídios são pequenas proteínas liberadas como neurotransmissores.

⑧ A liberação sináptica envolve muitas proteínas e é controlada pelos canais de Ca_V, abertos quando um potencial de ação invade o terminal pré-sináptico.

SINAPSES / 113

9 Os axônios têm um sistema de transporte baseado em microtúbulos para mover materiais do corpo celular para o terminal pré-sináptico (transporte anterógrado) e na outra direção (transporte retrógrado).

10 Os potenciais pós-sinápticos (PPS) são excitatórios (PPSE) se fazem a célula pós-sináptica apresentar maior tendência a iniciar um potencial de ação e inibitórios (PPSI) se a tornam com menor tendência a iniciá-lo.

11 A transmissão neuromuscular é um exemplo bem-estudado de transmissão sináptica.

12 A hipocalcemia reduz o número de vasos liberados quando um potencial de ação invade o terminal pré-sináptico.

13 Na junção neuromuscular, o número de canais abertos é proporcional à concentração de acetilcolina ao quadrado multiplicada pelo número efetivo de canais receptores de acetilcolina.

14 Vários fármacos clinicamente importantes agem na junção neuromuscular.

15 O número de vesículas liberadas por potencial de ação depende da freqüência e padrão de chegada dos potenciais de ação.

16 O sistema nervoso autônomo tem duas sinapses fora do sistema nervoso central. A primeira é colinérgica; a segunda é ou adrenérgica ou colinérgica.

17 Em geral, as sinapses do SNC são semelhantes à junção neuromuscular, mas diferem de muitas maneiras importantes.

18 No SNC, os vários transmissores agem através dos receptores acoplados à proteína G para modular a atividade cerebral.

19 Para disparar repetitivamente, as células nervosas usam canais de K ativados por Ca para hiperpolarizar a célula e permitir que os canais de Na_V se recuperem de sua inativação.

20 A aprendizagem e a memória envolvem alterações na eficácia sináptica.

AUTO-AVALIAÇÃO

6.1 Descrever dez etapas da transmissão sináptica química.

6.2 Qual será o efeito da liberação do transmissor se a concentração extracelular de cálcio for reduzida? Que proteínas na sinapse estão envolvidas no papel desempenhado pelo cálcio?

6.3 Descrever a geração do potencial de placa terminal. Quais são os efeitos dos inibidores da esterase e bloqueadores dos receptores da acetilcolina?

6.4 Descrever o fluxo de íons que produzem PPSE e PPSI.

6.5 Uma estudante de medicina sofre uma lesão por esmagamento de nervo ulnar no cotovelo. Calcular o tempo aproximado necessário para que ela volte a ter sensação nas pontas dos dedos.

BIBLIOGRAFIA

Draganski B, Gaser C, Busch V, et al. Neuroplasticity: Changes in grey matter induced by training. *Nature* 2004;427:311–312.

Freund TF, Katona I, Piomelli D. Role of endogenous cannabinoids in synaptic signaling. *Physiol Rev* 2003;83:1017–1066.

Hirokawa N, Takemura R. Molecular motors in neuronal development, intracellular transport and diseases. *Curr Opin Neurobiol* 2004;14:564–573.

Lalli G, Bohnert S, Deinhardt K, et al. The journey of tetanus and botulinum neurotoxins in neurons. *Trends Microbiol* 2003;11:431–437.

Schiavo G, Matteoli M, Montecucco C. Neurotoxins affecting neuroexocytosis. *Physiol Rev* 2000;80:717–766.

Südhof TC. The synaptic vesicle cycle. *Annu Rev Neurosci* 2004;27:509–547.

WHO. *Neuroscience of Psychoactive Substance Use and Dependence*. Geneva: World Health Organization, 2004.

Músculo

OBJETIVOS

▶ Discutir as proteínas que compõem o aparelho contrátil do músculo.
▶ Descrever as especializações das membranas e filamentos para o acoplamento excitação-contração.
▶ Relacionar a estrutura dos sarcômeros com sua função.
▶ Discutir as características estruturais e funcionais que distinguem o músculo liso do músculo estriado.
▶ Descrever o acoplamento excitação-contração no músculo liso.
▶ Descrever os músculos lisos unitários e multiunitários, bem como suas respectivas localizações e funções.
▶ Discutir o acoplamento excitação-contração no músculo cardíaco e explicar como ele difere do acoplamento e–c nos músculos esquelético e liso.
▶ Discutir a mecânica da contração cardíaca com referência aos diagramas comprimento-tensão e pressão-volume.
▶ Descrever o papel da inervação autonômica e os efeitos da acetilcolina e norepinefrina na contratilidade cardíaca.

A expressão externa da atividade do SNC é a contração muscular e secreção glandular. O sistema nervoso controla três tipos diferentes de músculo: **esquelético**, **cardíaco** e **liso**. Os três encurtam e geram força através de uma interação consumidora de ATP entre a actina e a **miosina**. Entretanto, elas são células de vários tamanhos com diferentes padrões de inervação e diferentes mecanismos de acoplamento excitação-contração.

Os músculos esquelético e cardíaco também são chamados de **estriados**, ou listrados, devido ao seu padrão característico observado no microscópio ótico – um padrão que não existe no músculo liso, **não-estriado** (Fig. 7.1). Os músculos esqueléticos são cilindros longos multinucleados de 20 a 100 μm de diâmetro e vários centímetros de comprimento. As células do músculo cardíaco são mononucleadas, com cerca de 20 μm por 50 μm de comprimento e podem ser ramificadas. Encontram-se conectadas extremidade com extremidade pelas moléculas de adesão celular e por canais célula a célula, por isso o coração funciona como um sincício elétrico.

Tipos de músculo

Músculo esquelético

Músculo cardíaco

Núcleos

Músculo liso

Discos intercalados

Atividade

Cortes cruzados

Contração voluntária descontínua, rápida e forte

Contração involuntária contínua, rápida e forte

Contração involuntária lenta e fraca

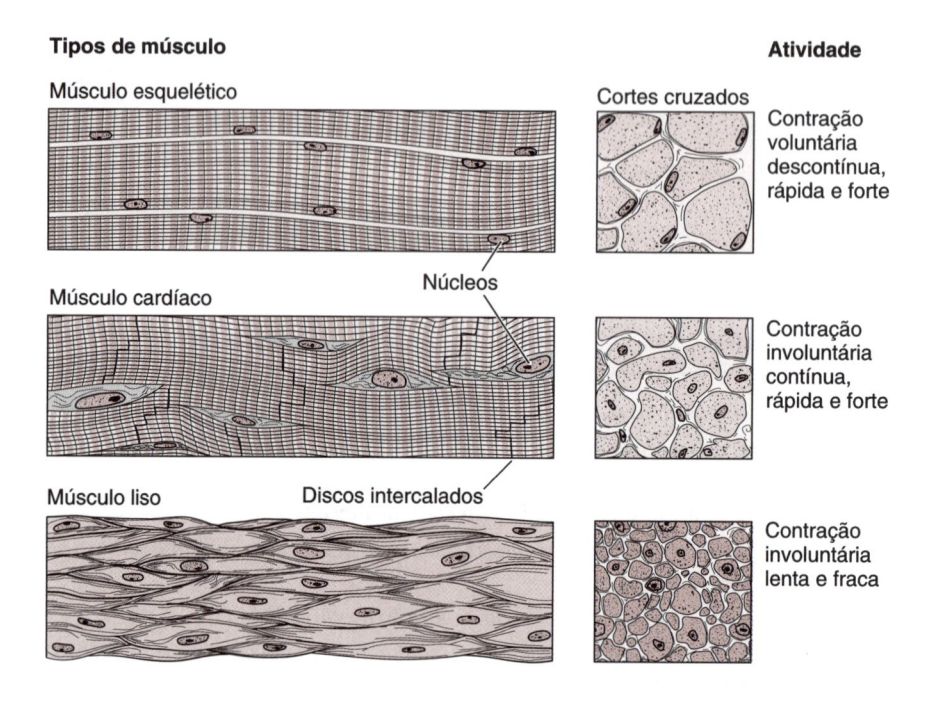

Fig. 7.1 Os três tipos de músculo. O músculo esquelético é composto de fibras multinucleadas alongadas e grandes. O músculo cardíaco compõe-se de células irregulares ramificadas ligadas longitudinalmente por discos intercalados. O músculo liso consiste em um aglomerado de células fusiformes. A densidade do tamponamento entre as células depende da quantidade de tecido conjuntivo extracelular presente. (Reproduzido de Junqueira LC, Carneiro J. *Basic Histology: Text & Atlas,* 11ª ed., New York: McGraw-Hill, 2005, com autorização.)

As células do músculo liso são mononucleadas, com cerca de 5 μm de diâmetro por 20 μm de comprimento. No intestino, vasos sanguíneos e paredes uterinas, as células do músculo liso são acopladas por junções célula a célula, e muitas células funcionam juntas como uma unidade. São chamadas músculos lisos **unitários** ou **viscerais** para serem distinguidos dos músculos lisos **multiunitários**, encontrados na íris e corpo ciliar do olho bem como músculos pilooretores na base dos folículos pilosos. Esses dois tipos, unitário e multiunitário, representam as extremidades de um espectro contínuo. As células isoladas dos músculos lisos multiunitários recebem inervação que permite controle mais apurado. No músculo liso visceral, um nervo pode controlar muitas células musculares através dos canais célula a célula.

GERAÇÃO DE FORÇA E ENCURTAMENTO

O **comprimento** de uma célula muscular, a **velocidade** com a qual ela se encurta e a força ou **tensão** dentro do músculo são três parâmetros independentes que caracterizam o estado mecânico da célula. Há relações entre elas que finalmente derivam da interação entre a actina e miosina. É conveniente falar de duas atividades idealizadas do músculo, as contrações **isométrica** e **isotônica**.

As contrações isométricas (do grego, significando "mesmo comprimento") são aumentos na força gerados por um músculo que não pode mudar seu comprimento e tem velocidade de contração zero. Isso acontece quando se tenta levantar alguma coisa que está parafusada no chão. A quantidade de força gerada pela interação actina-miosina depende do comprimento do músculo. As contrações isotônicas ("mesma tensão") são encurtamentos do músculo contra uma carga constante, como quando se eleva uma colher ou livro. As contrações isotônicas ocorrem a uma velocidade constante; há uma relação entre a força produzida e a velocidade da contração.

A maioria dos músculos esqueléticos é disposta sobre uma articulação; outros músculos **antagonistas** movem a articulação na direção oposta. Quando se contrai o bíceps e a mão atinge o ombro, o tríceps está sendo passivamente alongado. Não há alongamento ativo dos músculos. O alongamento passivo produz tensão dentro do tríceps porque os elementos do músculo tríceps resistem à sua tendência de rompimento. A tensão total dentro de um músculo é a soma da **tensão passiva** causada pelas forças fora do músculo e da **tensão ativa** produzida pelas interações actina-miosina no interior do músculo. No coração, o alongamento passivo e a tensão passiva ocorrem à medida que as câmaras se enchem com sangue entre as contrações.

A unidade funcional das contrações dos músculos esquelético e cardíaco é o **sarcômero** (Fig. 7.2), repetido várias vezes em séries e subjacente ao padrão estriado. Os espessos filamentos de miosina e as áreas menos densas entre eles que contêm os finos filamentos de actina e as linhas Z formam as estrias mais óbvias. O sarcômero situa-se a uma distância de 2 µm entre duas linhas Z; durante a contração, os **filamentos espessos** e **finos** deslizam um sobre o outro, e as **linhas Z** ficam mais próximas. A região dos filamentos espessos freqüentemente é chamada de **faixa A** devido à qualidade ordenada ou anisotropia da miosina. A **faixa I** (I para *isotrópico*) estende-se de uma faixa A até a próxima, com metade de uma faixa I em cada sarcômero. As faixas I são ordenadas, mas menos do que as faixas A. Quando o músculo se encurta, as faixas A continuam com o mesmo comprimento, e as faixas I ficam mais curtas.

O sarcômero se contrai porque há **pontes cruzadas** entre os filamentos espessos e finos. A molécula de miosina pode ser funcionalmente dividida em três regiões: a **cabeça**, o **braço** e a **cauda**. As pontes cruzadas são domínios

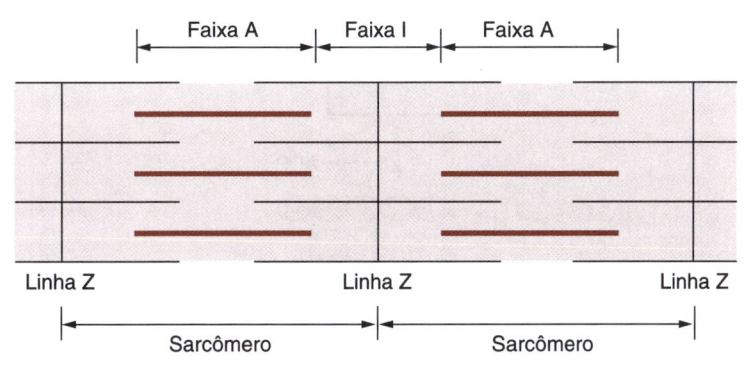

Fig. 7.2 Desenho esquemático de dois sarcômeros de um músculo estriado.

da cabeça globular das moléculas de miosina conectadas por um braço de 8,5 nm até o centro dos filamentos espessos, que consiste em caudas de miosina. A cabeça pode ser submetida a uma **reação mecanoquímica** cíclica com filamento de actina (Fig. 7.3). Começando do ponto fixo, a ligação de ATP à cabeça da miosina a solta da actina. A miosina tem baixa afinidade com a actina quando o ATP ou ADP e fosfato inorgânico, Pi, estão ligados à miosina. Quebrar o ATP em ADP e Pi, ambos ainda ligados à miosina, faz com que a miosina entre no estado engatilhado. Sob a liberação de Pi, a afinidade da miosina pela actina aumenta. A ligação novamente à actina fica associada a uma alteração conformacional na miosina e à geração de força em um movimento de tensão (*power stroke*) de 5 nm. O ADP é então liberado, e a

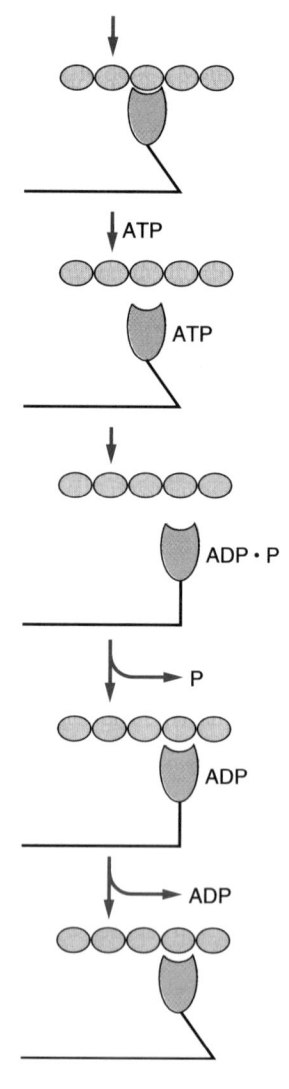

Fig. 7.3 Ciclo de reação mecanoquímica.

miosina retorna ao estado de fixação. Na ausência de ATP, a miosina continua fixada à actina, uma condição conhecida como **rigor**. A rigidez observada algumas horas após a morte, o *rigor mortis*, é causada por essa ligação.

Permitindo-se que o músculo se encurte, as linhas Z ficarão mais próximas, e cada fixação ocorrerá um pouco mais próxima da linha Z. O movimento é suave porque as cabeças de miosina não estão sincronizadas. O movimento de tensão toma apenas cerca de 5% do tempo do ciclo; a maior parte do tempo é passada nos estados não-fixados, o que permite que muitas miosinas funcionem juntas para mover a actina. Se o sarcômero for mantido a um comprimento constante, a cabeça da miosina exercerá uma força de cerca de 5 pN e reforçará as ligações, mantendo o filamento da actina junto. Durante a porção liberada do ciclo, a tensão será aliviada, e cada fixação sucessiva ocorrerá, em média, no mesmo local. Se a carga for muito pequena, o músculo se contrairá em sua freqüência máxima, o que é determinado pelo tempo que leva para passar pelo ciclo de hidrólise do ATP (Fig. 7.3). Se a carga for maior, algumas das cabeças de miosina manterão a carga, e a freqüência de contração será menor do que a máxima. Quando a carga for tão grande que todas as cabeças de miosina sejam necessárias para mantê-la, a velocidade de contração será zero, e o músculo ficará isométrico. Assim, a velocidade de contração é inversamente proporcional à carga, o que corresponde à experiência de poder mover um objeto leve mais rapidamente do que um pesado.

A tensão isométrica que um músculo pode produzir está relacionada com o comprimento do sarcômero (Fig. 7.4), porque isso determina quantos grupos de cabeça de miosina encontrarão uma actina adequada para ligar. Sendo o sarcômero estirado em cerca de duas vezes seu comprimento usual no corpo, não haverá sobreposição de filamentos espessos e finos, e nenhuma tensão poderá ser gerada. Se o músculo tentar tornar-se muito mais curto do que seu comprimento usual, a quantidade de tensão que ele poderá produzir será menor porque os filamentos de actina sobrepostos das duas extremidades irão interferir na ligação da miosina. Se o músculo se tornar curto o suficiente, as linhas Z encontrarão os filamentos espessos, que evitarão mais encurtamento. No corpo sadio, as articulações limitam a extensão e contração dos músculos, por isso continuam próximas de seu comprimento sarcomérico ideal.

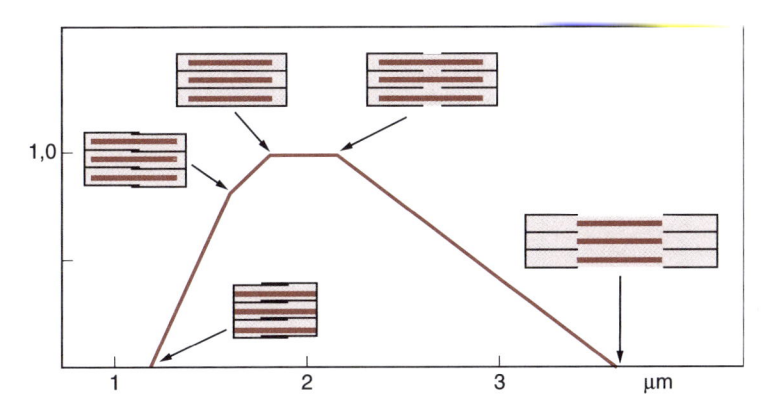

Fig. 7.4 Diagrama isométrico comprimento-tensão.

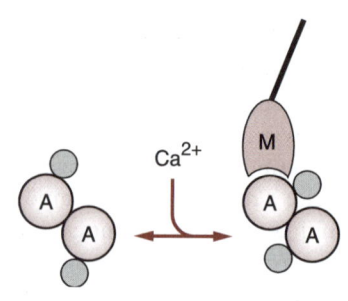

Fig. 7.5 Troponina-tropomiosina controla a disponibilidade de locais de ligação da miosina na actina no músculo estriado.

Juntamente com a actina e a miosina, outras proteínas têm funções importantes no sarcômero. A **troponina** e **tropomiosina** estão nos filamentos finos e regulam a contração (Fig. 7.5). A **titina**, a maior proteína conhecida (com cerca de 3.700 kDa), estende-se por cerca de 1 μm a partir da linha Z até a linha média do sarcômero. Ela fica entre filamentos finos e está incrustada na miosina dos filamentos espessos. A titina fornece parte da elasticidade dos músculos e serve para centralizar os filamentos espessos entre as linhas Z e também entre os filamentos finos. A **nebulina** é outra proteína gigante (500 a 900 kDa) associada aos filamentos finos. Há outras proteínas que fazem as linhas Z (p. ex., α-**actinina**), encapam os filamentos finos e compõem a estrutura mesossarcomérica conhecida como linha M.

A contração dos músculos lisos depende da mesma interação mecanoquímica cíclica entre a actina e miosina. Entretanto, não há sarcômeros, e os filamentos de actina e miosina não ficam todos alinhados com o eixo longo das células. Há **corpos densos** próximos da superfície da célula que contêm α-actinina e atendem aos objetivos das linhas Z de conexão com os filamentos de actina (Fig. 7.6).

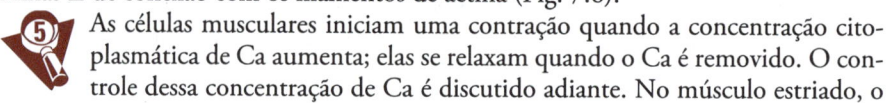

As células musculares iniciam uma contração quando a concentração citoplasmática de Ca aumenta; elas se relaxam quando o Ca é removido. O controle dessa concentração de Ca é discutido adiante. No músculo estriado, o Ca controla a contração por meio de um efeito dos filamentos finos. O polímero de actina filamentoso é semelhante a dois cordões de pérolas delicadamente enrolados um ao redor do outro. A tropomiosina é uma molécula longa que repousa nos sulcos entre os cordões para uma distância de sete monômeros de actina. Na ausência de Ca, a tropomiosina evita a interação entre a actina e a miosina, e o músculo é relaxado. A

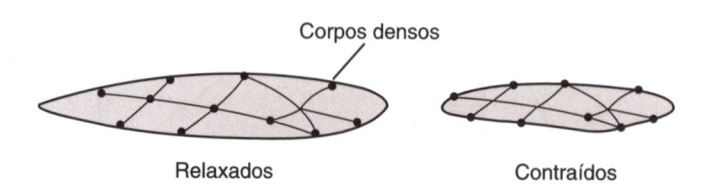

Fig. 7.6 Uma célula muscular lisa contraindo.

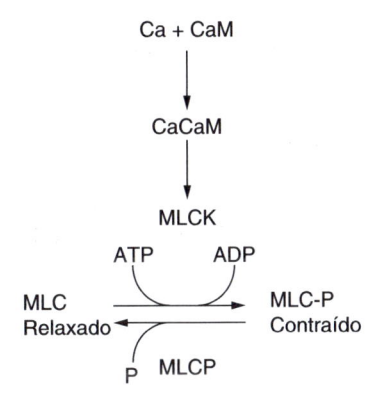

```
        Ca + CaM
            ↓
          CaCaM
            ↓
          MLCK
        ATP    ADP
    MLC  ⇌  MLC-P
  Relaxado    Contraído
         P  MLCP
```

Fig. 7.7 Controle das interações actina-miosina no músculo liso.

troponina é uma molécula mais globular que se liga à tropomiosina e tem locais de ligação ao Ca. Quando o Ca se liga à troponina, move a tropomiosina, os locais para a ligação da actina com a miosina são expostos, e o ciclo mecanoquímico é permitido. Os músculos esqueléticos e cardíacos usam esse método, embora a troponina cardíaca seja um produto genético diferente.

Em contrapartida, o Ca regula a contração do músculo liso por meio de um efeito nos filamentos pesados. O músculo liso não tem troponina. O Ca inicia contração primeiramente ligando-se à **calmodulina (CaM)**. O complexo **Ca-CaM** ativa a **cinase da cadeia leve de miosina** (**MLCK**), que fosforila a cadeia leve de miosina **reguladora**, permitindo, assim, a reação actina-miosina (Fig. 7.7). Também há **fosfatases** de cadeia leve de miosina, que permitem relaxamento.

Quase todas as células, incluindo o músculo estriado, contêm calmodulina. O complexo Ca-CaM é usado em muitas outras circunstâncias. Tanto as miosinas do músculo estriado quanto as do liso apresentam **cadeias leves de miosina** associadas ou pequenas proteínas acessórias. Duas cadeias leves diferentes revestem cada braço. Uma é chamada de **essencial**, porque foi necessária nos experimentos de reconstituição, e a outra é chamada de **reguladora**.

O músculo liso também tem a capacidade de entrar em um estado de "tranca", que possibilita a manutenção do tônus com consumo mínimo de ATP. A base da hipótese da tranca foi a observação de que a fosforilação da miosina no músculo liso não foi correlacionada com a força mas com o encurtamento da velocidade. No estado de tranca, o encurtamento não está ocorrendo; o estado de tranca é análogo ao estado de rigor do músculo esquelético. Acredita-se que o estado de tranca ocorre pela desfosforilação da cadeia leve de miosina enquanto a miosina é fixada à actina, e que, sob essas circunstâncias, a tensão pode ser mantida. Um retorno lento ao estado não-fixado também é postulado.

CONTROLE DO CÁLCIO INTRACELULAR

O cálcio controla a maquinaria contrátil; canais, bombas e transportadores controlam o cálcio. Os detalhes desse controle são diferentes para os diferentes tipos de músculo, embora haja alguma sobreposição entre os tipos.

6 Tanto no músculo esquelético quanto no cardíaco, um potencial de ação desencadeia a contração. No músculo esquelético, o potencial de ação é um evento breve (de cerca de 2 ms) que se propaga rapidamente sobre a superfície do músculo e por uma rede transversa de invaginações, o sistema de túbulos t (Fig. 7.8). Há moléculas na membrana da superfície dos túbulos t com uma estrutura semelhante àquela dos canais Ca_V. Denominam-se **receptores diidropiridina** (**DHPR**) de acordo com uma classe de fármacos que os inibe. Os DHPR apresentam a topologia de 4 por 6 TM dos canais de Ca_V e passam por uma alteração conformacional quando despolarizados; contudo, nos túbulos t do músculo esquelético, eles não permitem muito Ca no interior da célula. Em vez disso, os DHPR induzem uma alteração conformacional nos **canais de liberação de cálcio** (**CLC**), nas membranas do retículo sarcoplasmático adjacente. Os CLC são proteínas grandes (565 kDa) que formam canais de Ca tetraméricos. Esses CLC também são chamados de **receptores rianodínicos** (**RyR**) porque sua atividade é alterada pela rianodina, o principal alcalóide do inseticida botânico riania. Após ser liberada, a bomba SERCA bombeia o Ca de volta para o retículo sarcoplasmático, e o músculo se relaxa. No lúmen do retículo sarcoplasmático, grande parte do Ca é ligada à proteína de ligação do Ca chamada **calsequestrina**. Essa ligação é reversível; o Ca é liberado pela calsequestrina quando o RyR permite que o Ca flua para o interior do citoplasma.

O músculo cardíaco difere do esquelético por ter potenciais de ação prolongados (de cerca de 100 a 200 ms), diâmetros celulares menores e um sistema de túbulo t menos desenvolvido. Os DHPR cardíacos permitem a entrada de Ca; também são chamados de canais de Ca_V do tipo L porque continuam abertos por um longo tempo. Essa entrada de Ca mantém a membrana despolarizada durante a fase de platô do potencial de ação. A próxima etapa é uma **liberação de Ca induzida por Ca** (**CICR**) através do RyR cardíaco, que fornece a maior parte do Ca que se liga à troponina.

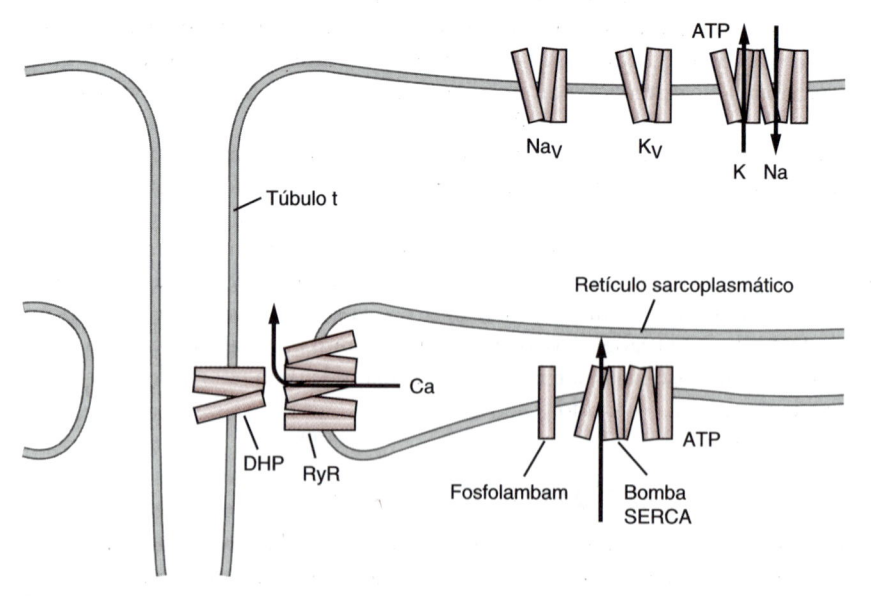

Fig. 7.8 O controle do cálcio intracelular no músculo estriado.

Diferentemente do músculo esquelético, o coração não se contrai na ausência de Ca extracelular. Quando a membrana se repolariza após o potencial de ação, a SERCA bombeia a maior parte do Ca de volta para o retículo sarcoplasmático, mas as bombas de Ca e os trocadores Na/Ca bombeiam parte para fora da célula através da membrana de superfície. A estimulação dos receptores betaadrenérgicos nas células do músculo cardíaco ativa um cAMP, a seqüência de PKA que aumenta a contratilidade tornando maior o influxo de Ca através dos canais de Ca_V do tipo L. Tal sistema também aumenta a freqüência de relaxamento fosforilando **fosfolambam**, um regulador da bomba SERCA.

As tarefas realizadas pelo músculo liso são mais diversas do que as dos músculos esquelético e cardíaco, assim como as formas pelas quais o Ca intracelular é controlado. A via mais proeminente para a ativação da contração no músculo liso vascular é através da norepinefrina que liga o **receptor α-adrenérgico** (um GPCR) e das subunidades $G\alpha_q$ que estimulam a fosfolipase C (**PLCβ**) para produzir IP_3, o qual se liga aos receptores IP_3 no retículo sarcoplasmático. Os receptores IP_3 são semelhantes aos RyR, por serem tetrâmeros grandes e se abrirem para permitir que o Ca flua para baixo em direção ao seu gradiente eletroquímico no citoplasma. A bomba SERCA está presente para recuperar o Ca e permitir que o músculo se relaxe. Há receptores IP_3 e bombas SERCA no retículo endoplasmático, na maioria das células. Também há RyR no retículo sarcoplasmático de algumas células do músculo liso; acredita-se que participem do CICR.

Muitas células do músculo liso têm canais de Ca do tipo L em sua membrana de superfície e respondem à despolarização permitindo a entrada de Ca, que pode induzir à liberação de Ca do retículo sarcoplasmático. Algumas células do músculo liso têm potenciais de ação, outras apresentam flutuações oscilatórias lentas do potencial de membrana com períodos de vários segundos, e algumas não mudam seu potencial de membrana sob circunstâncias normais (mas todas irão se despolarizar se a concentração de K externa aumentar).

Há canais catiônicos não-seletivos permeáveis ao Ca, em algumas células de músculo liso vascular, que são abertos quando o Ca no sarcoplasma é depletado por atividade anterior. São chamados de **canais operados por estoque (SOC)**, "estoque", referindo-se ao estoque de Ca do retículo sarcoplasmático. Os canais são definidos funcionalmente; sua identidade molecular bem como a ligação entre a depleção do estoque e a abertura do canal não são conhecidas. Nas células do músculo liso da veia porta, demonstrou-se recentemente que a NE também pode controlar os SOC, possivelmente por meio de um mecanismo independente do estoque.

Há muitos agentes que promovem o relaxamento do músculo liso vascular por meio da mudança dos níveis de cAMP e cGMP. O óxido nítrico (ON) estimula a **guanililciclase citoplasmática**, que aumenta a fosfocinase G estimuladora de cGMP e causa relaxamento ativando a fosfatase da cadeia leve de miosina. A ativação de receptores $β_2$-adrenérgicos ou receptores de histamina H_2 causa relaxamento elevando cAMP, que leva à inibição de MLCK através da fosfocinase A.

DÉBITO MECÂNICO

Os músculos são projetados para fazer trabalho mecânico. Os músculos esqueléticos movem o corpo no campo gravitacional e movimentam objetos externos. O músculo cardíaco bombeia sangue e eleva a pressão arterial. O músculo liso vascular regula o diâmetro dos vasos sanguíneos, controlando, portanto, o fluxo através deles. Cada tipo de músculo tem estratégias diferentes para controlar seu débito mecânico.

Os músculos esqueléticos são impulsionados pelos motoneurônios; há uma correspondência um a um entre um potencial de ação do motoneurônio e uma contração espasmódica de todas as células do músculo esquelético que recebem seus terminais sinápticos. Essas unidades motoras (o motoneurônio e todas as suas células musculares) ocorrem em vários tamanhos, de três até várias centenas de células. O SNC controla um músculo escolhendo que unidades motoras excitar, escolhendo as unidades motoras menores primeiro quando forças menos fortes, porém mais controladas, são necessárias.

O SNC não impulsiona as unidades motoras com impulsos isolados, o que causaria contrações espasmódicas, mas em vez disso com séries de impulso a 20 até 50/s. Nessas freqüências, as contrações espasmódicas são somadas em uma **contração tetânica fundida** (Fig. 7.9). A somação ocorre porque os eventos mecânicos são muito mais lentos do que os eventos elétricos, e o músculo pode ser estimulado novamente antes de todo o Ca ser bombeado de volta para o retículo sarcoplasmático. Se a freqüência for suficientemente alta, a troponina permanecerá saturada com Ca, e a contração será contínua (Fig. 7.10).

A força que o músculo aplica ao osso durante a estimulação tetânica é maior do que a observada no decorrer de uma única contração espasmódica (Fig. 7.9), embora toda a troponina tenha sido ativada em ambas as situações. Isso ocorre porque há **elementos elásticos** em série com elementos contráteis (Fig. 7.11). Os tendões nas extremidades do músculo são uma parte grande dessa **elasticidade em série**, mas em qualquer tendência ao estiramento nos filamentos finos, as linhas Z e a fixação das últimas linhas Z ao tendão também contribuiriam. As pontes cruzadas puxam os elementos elásticos em série, os quais puxam a carga. São necessários 30 ms para estirar a elasticidade da série de forma que a força completa das pontes cruzadas não seja transmitida para a carga durante uma única contração espasmódica.

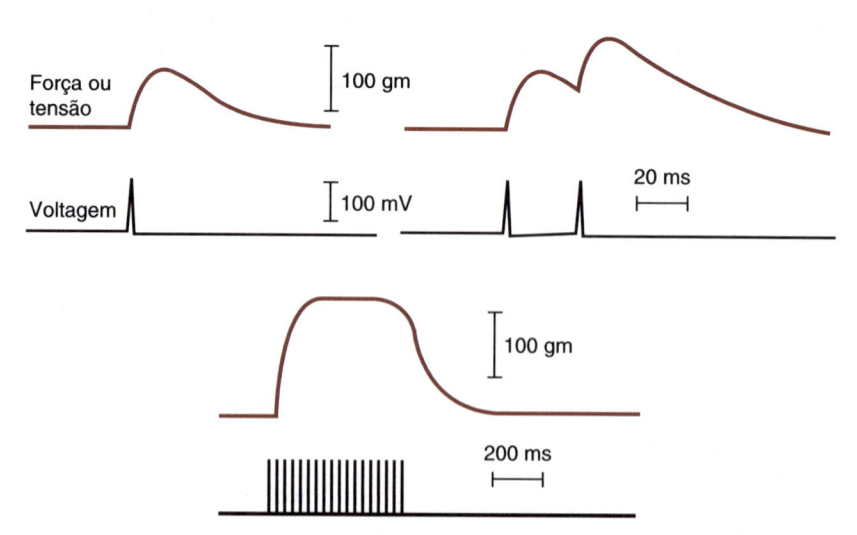

Fig. 7.9 Somação temporal das respostas mecânicas no músculo esquelético.

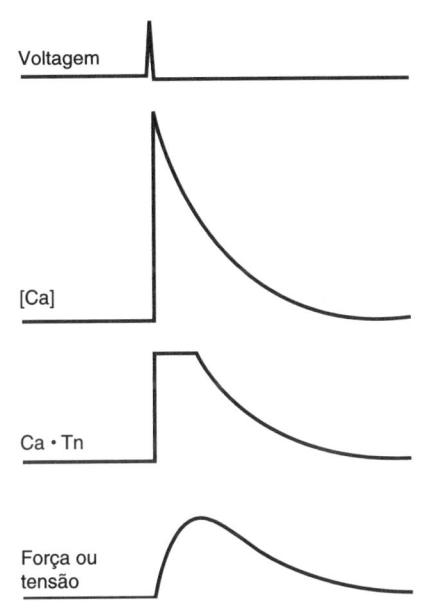

Fig. 7.10 Curso do tempo dos eventos celulares durante uma contração espasmódica do músculo esquelético.

A Fig. 7.11 também mostra elementos elásticos em paralelo com os elementos contráteis. A fáscia extracelular que circunda as células musculares contribui com a maior parte da **elasticidade paralela**, mas as moléculas de titina também agem em paralelo com as pontes cruzadas. A elasticidade paralela determina o comportamento do músculo em resposta às forças externas quando a célula muscular não é estimulada. A Fig. 7.12 mostra um experimento simples para medir a relação comprimento-tensão passiva e ativa. À medida que o músculo é passivamente estirado, a tensão de resistência a esse estiramento aumenta, da mesma forma que quando se esticam uma corda ou elástico. Quando o músculo é estimulado, produz tensão ativa que depende da sobreposição de ponte cruzada (Fig. 7.4). A tensão total no músculo é a soma das tensões ativa e passiva. A tensão total excessiva pode romper o músculo ou a junção entre o tendão e o osso.

Os músculos no corpo variam com relação à quantidade e **complacência** (a recíproca da rigidez) de seus elementos elásticos paralelos do tecido conjuntivo. Também variam na velocidade da contração e capacidade de resistir à fadiga. Há tipos diferentes de fibras musculares esqueléticas com diferentes genes que expressam diferentes versões da miosina (tanto as cadeias leves quanto as pesadas), troponina e a bomba

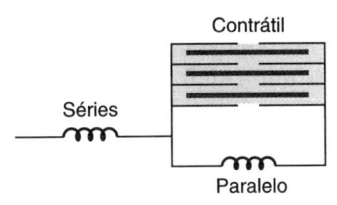

Fig. 7.11 Um desenho esquemático de séries e elementos elásticos paralelos dos músculos.

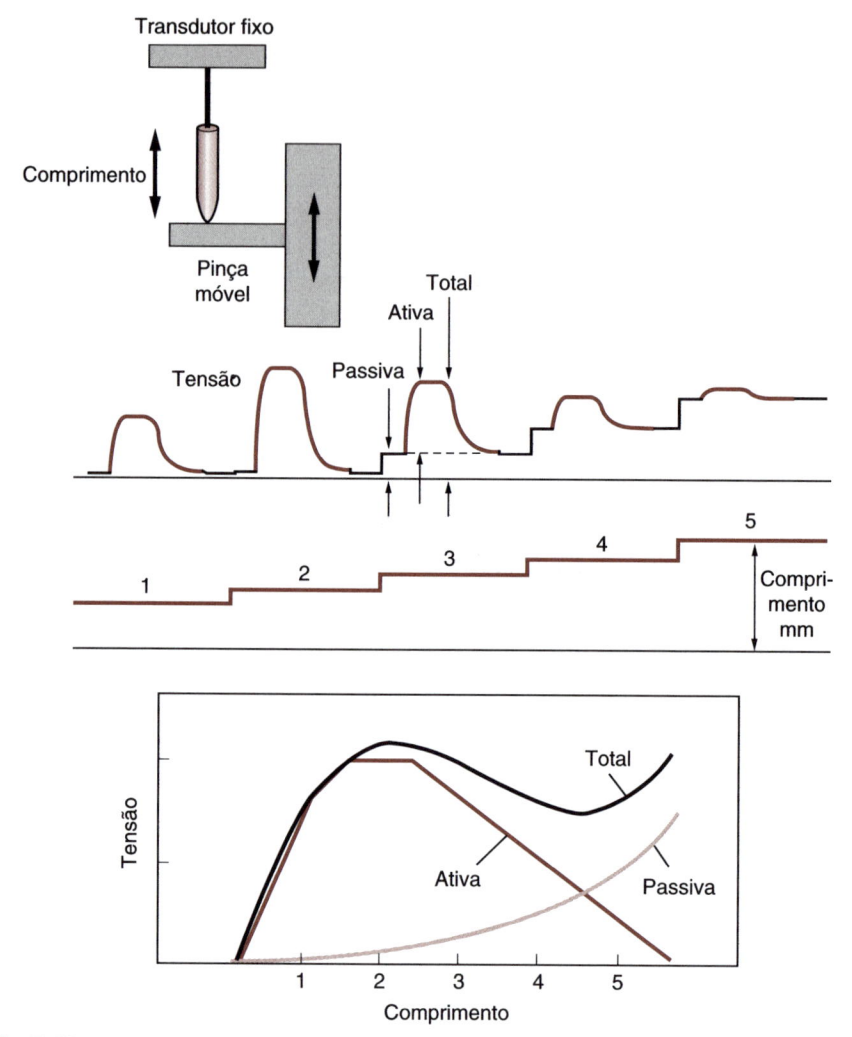

Fig. 7.12 A mensuração das tensões passiva, ativa e total nos músculos como uma função do comprimento do músculo.

SERCA. Os músculos mais rápidos — por exemplo, o gastrocnêmio — também são mais fatigáveis, sendo usados para movimento rápido. O sóleo é um músculo mais lento; é menos fatigável e usado para manter a postura. Os músculos rápidos têm fibras de diâmetro maior e menos mioglobina em seu citoplasma, por isso são "**brancos**" ao contrário das fibras menores e lentas dos músculos "**vermelhos**". Os músculos lentos têm mais mitocôndrias e dependem do metabolismo oxidativo. Os músculos rápidos têm estoques maiores de glicogênio e freqüentemente dependem do metabolismo glicolítico.

Todos os músculos esqueléticos têm várias camadas de reserva para manter os níveis de ATP necessários à contração. A recuperação mais rápida advém da transferência de um fosfato de alta energia do **fosfato de creatina** para

ADP através da **creatina fosfocinase** (**CPK**), importante enzima muscular. O fosfato de creatina não pode ser diretamente hidrolisado pela miosina, mas pode servir como um reservatório de fosfato de alta energia prontamente disponível. A **miocinase**, outra importante enzima muscular, catalisa a reação 2 ADP → AMP + ATP, que também ajuda a manter os níveis de ATP.

A **glicólise**, a degradação do glicogênio armazenado em piruvato, é o próximo nível de reserva. É estimulada por um aumento do Ca citoplasmático, que ativa a **fosforilase cinase**, o que ativa a **fosforilase**, que produz glucose-1-fosfato, a primeira etapa da glicólise. Na ausência de metabolismo aeróbico suficiente pelas mitocôndrias, o piruvato será convertido em **lactato**, que irá se acumular e deixar o músculo através dos transportadores do monocarboxilato ligado ao próton. No exterior, ele pode produzir dor estimulando os canais iônicos sensíveis ao ácido nas terminações nervosas. Nos músculos lentos, a **mioglobina** armazena oxigênio no citoplasma, e o número maior de mitocôndrias assegura que a fosforilação oxidativa seja disponível para mais tolerância sem a produção de lactato.

Juntamente com o trabalho mecânico, os músculos esqueléticos ativos geram calor, que pode ser útil nos ambientes frios; o tremor é uma das formas que o corpo usa para manter uma temperatura interna constante. Entretanto, há algumas pessoas que correm perigo de apresentar **hipertermia maligna** se forem submetidas a anestésicos gerais, tais como o halotano. São sintomas a rigidez muscular e febre alta. Em algumas famílias, encontrou-se uma ligação genética com o RyR. Nesses pacientes, o halotano desencadeia a abertura prolongada dos canais de liberação de Ca. O tratamento primário é com **dantroleno**, considerado inibidor direto ou indireto dos RyR.

As células do músculo cardíaco se contraem ritmicamente, e toda célula se contrai com cada batimento cardíaco. O coração pode ser observado com mais ou menos enchimento e irá variar seu volume sistólico para igualar com sua entrada. A função do coração é freqüentemente descrita com curvas **pressão-volume** (Fig. 7.13) diretamente relacionadas com o diagrama comprimento-tensão (Fig. 7.12). À medida que o ventrículo se enche com sangue, (1) seu volume aumenta, e o comprimento das células musculares também, produzindo uma tensão passiva nas células e pressão diastólica (relaxada) no ventrículo. Quando o músculo se contrai, a força e pressão aumentam, primeiramente (2) isometricamente (ou **isovolumetricamente**), porque ambas as valvas que conduzem para dentro e para fora do ventrículo ficam fechadas. Quando a pressão no ventrículo excede a pressão na aorta, a valva aórtica se abre, e o sangue deixa o ventrículo (3). As fibras musculares estão agora se

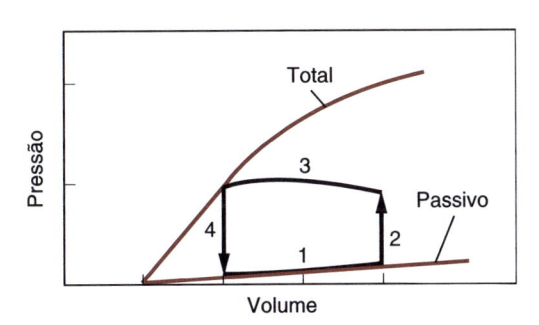

Fig. 7.13 A curva pressão-volume do ciclo cardíaco.

encurtando sob uma carga quase constante, isto é, quase isotonicamente. Elas continuarão a se encurtar até que atinjam um comprimento em que tenham exatamente a tensão ativa suficiente para equiparar com a carga de pressão. No final do potencial de ação cardíaco, o músculo se relaxa (4), novamente isovolumetricamente, porque ambas as valvas ficam fechadas. Quando a pressão no ventrículo cai abaixo da pressão nos átrios, a valva atrioventricular se abre, e o ventrículo se enche novamente.

O corpo tem três formas de variar a função cardíaca. Pode haver mais enchimento, aumentando a "**pré-carga**" e estirando ainda mais as fibras em repouso. O coração responde ejetando mais sangue, atingindo o mesmo ponto determinado pela relação ativa comprimento-tensão. Segundo, a pressão aórtica pode elevar-se, aumentando a "**pós-carga**", fazendo, assim, com que as fibras trabalhem contra uma carga maior e reduzindo a quantidade de sangue ejetada. Terceiro, o sistema nervoso simpático pode mudar a relação ativa comprimento-tensão. A norepinefrina pode aumentar a "**contratilidade**" ou a tensão máxima que pode ser atingida em qualquer comprimento. Nesse caso, se o enchimento mantiver o volume inicial, mais sangue será ejetado em cada bombeamento. Todos esses efeitos serão revertidos se o enchimento for diminuído.

A norepinefrina aumenta a contratilidade através da fosforilação PKA do canal de Ca_V do tipo L, por isso mais Ca entra, mais é liberado do retículo sarcoplasmático, mais se liga à troponina e mais pontes cruzadas são produzidas em qualquer comprimento. Diferentemente do músculo esquelético, a troponina cardíaca não é saturada durante toda a contração. Também no músculo cardíaco, diferentemente do músculo esquelético, a força distribuída para a carga não pode ser aumentada pela estimulação tetânica. O potencial de ação cardíaco e a contração apresentam cursos de tempo semelhantes. Diferentemente do músculo esquelético, o músculo cardíaco é eletricamente refratário à duração da contração.

Assim como nas células musculares esqueléticas, há uma diversidade entre as células do músculo cardíaco. Os potenciais de ação nas células ventriculares são mais longos do que nas células atriais. As células ventriculares internas (endocárdicas) têm potenciais de ação mais longos do que as células externas (epicárdicas). Essas diferenças são causadas por quantidades diferenciadas de vários canais iônicos. A duração das contrações acompanha a duração dos potenciais de ação. As propriedades elétricas das várias células do coração são aparentemente reguladas para controlar o funcionamento cooperativo ideal.

O músculo cardíaco trabalha continuamente, com um ciclo de funcionamento de cerca de 30%; a duração da sístole é de cerca de metade da duração da diástole. Há muitas mitocôndrias assim como concentração relativamente alta de mioglobina para sustentar o metabolismo aeróbico. O tecido cardíaco requer um fornecimento contínuo do oxigênio para fornecer o ATP para a contração e manutenção dos gradientes iônicos. Uma perda local de oxigênio causada por um bloqueio de vaso sanguíneo (**isquemia**) leva à perda da contração em segundos e lesão tecidual local permanente (**infarto**) em minutos. Se a região da perda for grande, o resultado pode ser fatal. Em circunstâncias normais, cerca de 75% do ATP cardíaco são produzidos por uma degradação dos lipídios circulantes, embora outras fontes possam ser usadas se os lipídios não estiverem disponíveis. O metabolismo lipídico produz a maior parte de ATP por grama, mais de duas vezes a da glicose.

Os músculos lisos são mais variados que os músculos esqueléticos e cardíacos. Alguns músculos lisos são contraídos quase o tempo todo, e alguns muito infrequentemente. O esfíncter esofágico inferior na junção entre o esôfago e o estômago fica fechado a maior parte do tempo para evitar o refluxo de ácido. Os músculos lisos nas paredes da bexiga urinaria são relaxados exceto durante a miccção. Os músculos das paredes intestinais ficam ou relaxados ou submetidos a contrações rítmicas em ondas de peristalse que se propagam de maneira descendente para o intestino, propelindo seu conteúdo. Os músculos que determinam o tamanho da pupila no olho e o diâmetro das arteríolas em todos os outros locais apresentam uma contração de repouso constante e a capacidade de responder aos hormônios ou transmissores com contração ou relaxamento. Os músculos do miométrio uterino são relaxados a maior parte do tempo; contrações fracas e irregulares são observadas apenas no último mês de gravidez, e contrações fortes, apenas no parto.

No início do parto, há um aumento drástico do número de junções espaçadas entre as células miométricas. Durante a segunda metade da gravidez, o número de receptores de ocitocina aumenta 200 vezes, sendo a metade desse aumento nas últimas quatro semanas. Quando se inicia o trabalho de parto, a ocitocina é liberada no sangue a partir das células neurossecretoras, com seus corpos celulares no hipotálamo e seus terminais na hipófise posterior. Os receptores miométricos de ocitocina são GPCR que ativam a contração. O estímulo primário à liberação da ocitocina parece ser a distensão cervical, o que significa que o parto é um exemplo de uma alça de *feedback* positivo.

Os músculos lisos são não apenas diversos, mas há outras células que exibem contratilidade baseada na actina-miosina. Os pericitos são células semelhantes ao músculo liso isoladas que circundam as paredes de alguns vasos sanguíneos microscópicos. Os fibrócitos são células de tecido conjuntivo frouxo que apresentaram contração em cultura de tecido e desempenham um papel na cicatrização de feridas. A migração celular envolve uma interação actina-miosina, e a divisão celular é realizada por uma formação transitória do anel contrátil, composta de actina e miosina, que se contrai para separar as duas células-filhas.

PONTOS-CHAVE

① *Funcional e histologicamente, há três categorias de células musculares: esqueléticas, cardíacas e lisas.*

② *Quando ativados, os músculos se encurtam e/ou produzem força ou tensão. A contração muscular é freqüentemente idealizada como isométrica ou isotônica.*

③ *A unidade funcional da contração dos músculos esquelético e cardíaco é o sarcômero. Nos três tipos de músculo, uma interação cíclica entre os grupos da cabeça da miosina e os filamentos de actina produz a contração.*

④ *A tensão isométrica está relacionada com o comprimento sarcométrico devido à sobreposição variável dos filamentos espessos, que contêm miosina, e os finos, que contêm actina.*

(5) A concentração citoplasmática de cálcio controla a interação entre actina e miosina.

(6) Nos músculos esquelético e cardíaco, receptores DHP controlam a liberação de cálcio do retículo sarcoplasmático por meio de diferentes mecanismos.

(7) Uma unidade motora é um motoneurônio e todas as células do músculo esquelético às quais está conectado.

(8) Há vários sistemas de reserva para manter os níveis de ATP durante a atividade muscular.

(9) A relação pressão-volume observada no coração em funcionamento é semelhante à relação comprimento-tensão para as células isoladas.

(10) As células do músculo liso são variadas.

AUTO-AVALIAÇÃO

7.1 Definir contração isométrica e contração isotônica.

7.2 Comparar o curso de tempo de uma contração mecânica isométrica (abalo isolado) com o potencial de ação muscular.

7.3 Qual é a resposta mecânica para a estimulação repetitiva de um nervo que leva a um músculo?

7.4 Qual é o mecanismo de "fusão tetânica"?

7.5 Como a tensão muscular observada durante um tétano isométrico varia de acordo com o comprimento do músculo? Qual é o fundamento molecular para essa relação?

7.6 Como a tensão de repouso no músculo varia de acordo com o comprimento do músculo?

7.7 Como a velocidade de uma contração isotônica varia de acordo com a carga?

7.8 Comparar as propriedades das contrações dos músculos esquelético e cardíaco.

7.9 Comparar as ativações dos músculos esquelético e liso.

BIBLIOGRAFIA

Baker JE, Brosseau C, Fagnant P, Warshaw DM. The unique properties of tonic smooth muscle emerge from intrinsic as well as intermolecular behaviors of myosin molecules. *J Biol Chem* 2003;278:28533–28539.

McElhinny AS, Kazmierski ST, Labeit S, Gregorio CC. Nebulin: The nebulous, multifunctional giant of striated muscle. *Trends Cardiovasc Med* 2003;13:195–201.

Parekh AB, Putney JW Jr. Store-operated calcium channels. *Physiol Rev* 2005;85:757–810.

Rembold CM, Wardle RL, Wingard CJ, *et al.* Cooperative attachment of cross bridges predicts regulation of smooth muscle force by myosin phosphorylation. *Am J Physiol Cell Physiol* 2004;287:C590–C602.

Toyoshima C, Inesi G. Structural basis of ion pumping by Ca2+-ATPase of the sarcoplasmic reticulum. *Annu Rev Biochem* 2004;73:269–292.

Wehrens XH, Lehnart SE, Marks AR. Intracellular calcium release and cardiac disease. *Annu Rev Physiol* 2005;67:69–98.

Respostas das questões de auto-avaliação

CAPÍTULO 1

1.1 Ver Fig. 1.2.
1.2 Ver Fig. 1.3.

CAPÍTULO 2

2.1 Na difusão livre, o fluxo é proporcional ao gradiente de concentração em todas as concentrações. A difusão facilitada é caracterizada por uma taxa máxima de fluxo e uma concentração em que o fluxo é metade do máximo. O transporte ativo primário move materiais contra o gradiente de concentração à custa da hidrólise do ATP. O transporte ativo secundário move alguns materiais a favor de seu gradiente de concentração à custa da movimentação de outros materiais contra seu gradiente de concentração.

2.2 Promovendo um ambiente no interior do canal que mimetiza o ambiente aquoso do íon na solução-padrão — isto é, que tem cargas semelhantes em posições e distâncias do íon semelhantes.

2.3 Se ela beber 4 litros de água destilada, o volume de todos os compartimentos de seu corpo aumentarão em 10% (4/40), e sua osmolaridade diminuirá em 10%. Se beber 1 litro de solução isotônica, seu volume extracelular aumentará em 1 litro, seu volume intracelular não sofrerá alterações, e as osmolaridades não mudarão.

2.4 As junções espaçadas possibilitam a movimentação de pequenas moléculas entre as células adjacentes. Em algumas condições — por exemplo, lesão a uma célula —, é preferível evitar esse movimento.

2.5 Para assegurar que as células apropriadas irão conectar-se umas às outras e as não-apropriadas, não.

CAPÍTULO 3

3.1 A corrente elétrica é o fluxo de carga resultante. A direção da corrente elétrica é a mesma que a direção do fluxo de íons positivos (ou oposta ao fluxo de carga negativa). Um ampère de corrente é o fluxo de 1 C/s ou 1/96.484 moles de cátions monovalentes por segundo.

3.2 O potencial de repouso é uma separação de carga através da membrana celular. É produzido primariamente pelo efluxo de íons K para baixo em direção ao seu gradiente de concentração através dos canais de K, deixando excesso de carga negativa no interior da célula. O potencial de repouso é ligeiramente menos negativo do que seria esperado se os íons K estivessem em equilíbrio eletroquímico, porque também há poucos canais de Na abertos.

3.3 (a) Uma pequena despolarização (cerca de 2 mV).
(b) Uma pequena hiperpolarização.
(c) Uma grande despolarização (cerca de 30 mV).
(d) Nenhum efeito.
(e) Uma pequena hiperpolarização.

3.4 Uma despolarização imediata muito pequena (cerca de 1 mV) seguida de uma despolarização muito lenta (horas).

3.5 –94 mV, + 62 mV e –15 mV.

3.6 Ver Fig. 5.1.

CAPÍTULO 4

4.1 O estímulo apropriado para um determinado receptor — por exemplo, luz para o olho.

4.2 A região no espaço do estímulo que evoca uma resposta em uma célula específica.

4.3 A conversão de energia mecânica ou fótons ou a presença de substâncias químicas em uma mudança no potencial de membrana.

4.4 Não. Fotorreceptores respondem à luz com uma hiperpolarização (pela redução de uma corrente interna).

4.5 Adaptação sensorial refere-se a uma resposta sensorial que diminui com o tempo quando apresentada com um estímulo sustentado contínuo. Ocorre em todos os sistemas sensoriais exceto a dor e surge em muitos níveis entre o estímulo e a resposta.

4.6 Uma via de comunicação em que o receptor sabe o tipo de informação de acordo com o conhecimento da linha que chega.

CAPÍTULO 5

5.1 Corrente de Na interna e corrente de K externa.

5.2 a, aumento; b-e, redução.

5.3 Durante o período refratário absoluto, o nervo não pode ser excitado. Durante o período relativamente refratário, o nervo pode ser excitado, mas requer um estímulo maior que o normal. Ambos refletem a recuperação dos canais de Na_V da inativação experimentada durante um potencial de ação anterior. Durante o período refratário absoluto, tão poucos canais recuperaram-se que, mesmo que todos fossem abertos, a corrente de Na interna resultante não excederia a corrente de K externa.

5.4 As propriedades do cabo são propriedades passivas que governam a freqüência de alteração do potencial de membrana e sua disseminação ao longo de uma célula. A capacitância da membrana, a resistência da membrana de repouso e a resistência axoplasmática longitudinal são as partes componentes das propriedades do cabo.

5.5 Ver Fig. 5.1.

CAPÍTULO 6

6.1 Um potencial de ação entra no terminal pré-sináptico. O terminal nervoso é despolarizado. A despolarização abre os canais de Ca_V. O Ca entra na célula, com movimento descendente em direção a seu gradiente eletroquímico. O Ca age na sinaptotagmina, fazendo com que as vesículas sinápticas se fundam com a membrana pré-sináptica. As vesículas liberam neurotransmissor na fenda sináptica. O transmissor na fenda (a) difunde-se para fora da fenda, (b) é hidrolisado ou captado pelas células adjacentes, ou (c) interage com os receptores na membrana pós-sináptica. Os receptores ativados são permeáveis a determinados íons. Um fluxo de íons para dentro ou para fora da célula pós-sináptica altera o potencial de membrana na região sináptica. Se a célula pós-sináptica for despolarizada para o limiar, um potencial de ação será desencadeado e propagar-se-á em ambas as direções para as extremidades da célula pós-sináptica. O transmissor é reciclado no terminal pré-sináptico, o Ca é bombeado para fora do terminal pré-sináptico, e as vesículas são recicladas e reenchidas.

6.2 Abaixar o Ca extracelular reduz a liberação do transmissor. Durante o ciclo de liberação sináptica, os canais de Ca_V, a bomba de Ca da membrana celular e a sinaptotagmina interagem com o Ca, o qual também apresenta interações com as mitocôndrias e proteínas citoplasmáticas.

6.3 Um potencial de placa terminal é produzido quando cerca de 200 vesículas de ACh são liberadas do terminal nervoso. Parte da ACh liga-se a AChR pós-sinápticas, fazendo com que se abram e permitam que o Na entre na célula, produzindo, assim, uma despolarização. Parte da ACh é hidrolisada pela ACh esterase na fenda. A inibição de ACh esterase aumenta a magnitude e prolonga o potencial de placa terminal. Bloquear as AChR reduz a magnitude do potencial de placa terminal.

6.4 Abrir os canais com um potencial de reversão mais despolarizado do que o limiar para a geração dos potenciais de ação produz PPSE. Os PPSI advêm dos canais com um potencial de reversão mais negativo do que esse limiar. Quando os canais se abrem, o potencial de membrana apresenta uma tendência ao potencial de reversão do canal.

6.5 A distância média do cotovelo até as pontas dos dedos é de 1 cubit, cerca de 18 polegadas ou de 45 cm. A 1 mm/dia, a regeneração levaria 450 dias ou cerca de 15 meses.

CAPÍTULO 7

7.1 Em uma contração isométrica, o comprimento do músculo não muda, mas há produção de tensão muscular. Em uma contração isotônica, a força exercida pelo músculo é constante, e o músculo se encurta.

7.2 A duração de um potencial de ação muscular é de cerca de 1 ms. A duração de uma contração muscular é de 10 a 100 ms ou até mais lenta, dependendo do tipo de músculo.

7.3 A estimulação repetitiva de 20 a 50/s irá em geral produzir uma contração tetânica fundida.

7.4 A fusão ocorre porque o próximo estímulo ocorre antes de o nível intracelular de Ca cair abaixo do necessário para saturar a troponina.

7.5 Ver Fig. 7.4. O número de pontes cruzadas que podem ser produzidas varia de acordo com a quantidade de sobreposição de filamentos de actina e miosina.

7.6 Ver Fig. 7.12.

7.7 Inversamente, velocidade mais alta para cargas mais baixas, força maior a velocidades mais baixas. (Força máxima a uma velocidade zero ou isometricamente.)

7.8 O músculo esquelético em geral está ou em repouso ou se contraindo tetanicamente, com toda a sua troponina ligada pelo Ca. O músculo cardíaco se contrai em resposta a potenciais de ação, e a quantidade de troponina ligada pode variar. Ambos têm relações comprimento-tensão e força-velocidade qualitativamente semelhantes.

7.9 O músculo esquelético é ativado por potenciais de ação, que causam uma alteração conformacional nos receptores DHP, os quais desencadeiam a liberação de Ca do retículo endoplasmático. O Ca liga a troponina, que permite a interação actina-miosina. Os músculos lisos vasculares são ativados pela norepinefrina, a qual inicia uma cascata de segundo mensageiro incluindo IP_3, que desencadeia a liberação de Ca a partir do retículo sarcoplasmático. O Ca liga a calmodulina, e o complexo Ca-CaM ativa cadeia leve de miosina cinase, a qual fosforila a cadeia leve reguladora, permitindo, assim, a interação actina-miosina.

Exame prático

Para cada questão, escolher a *melhor* resposta.
1. As células ciliadas são as células receptoras sensoriais na cóclea. São excitadas pela vibração do feixe ciliar. A vibração do feixe ciliar causa qual dos seguintes eventos?
   a. Influxo de K^+ através dos canais catiônicos mecanossensíveis nas pontas dos cílios.
   b. Influxo de Ca^{2+} através dos canais de entrada para o nucleotídio cíclico (CNG) nas pontas dos cílios.
   c. Hiperpolarização de longa duração da célula ciliada.
   d. Uma série de potenciais de ação propagados dos cílios para o corpo celular da célula ciliada.
2. As membranas celulares
   a. consistem quase inteiramente em moléculas protéicas.
   b. são impermeáveis a substâncias lipossolúveis.
   c. contêm moléculas fosfolipídicas anfipáticas.
   d. são livremente permeáveis aos eletrólitos, mas não às proteínas.
   e. apresentam uma composição estável durante toda a vida da célula.
3. Em uma célula epitelial intestinal, o transporte de glicose do lúmen intestinal para o sangue envolve qual dos seguintes processos?
   a. Transporte ativo secundário
   b. Difusão facilitada
   c. Transporte ativo
   d. Transporte ativo secundário e difusão facilitada
   e. Transporte ativo e transporte ativo secundário

As cinco alternativas a seguir aplicam-se às questões 4 a 7. As alternativas podem ser usadas mais de uma vez ou nenhuma vez.
   a. Acetilcolina
   b. Proteínas G
   c. GABA
   d. Glutamato
   e. Óxido nítrico
4. Transporta a informação de um receptor agonista ativado para um canal iônico indiretamente ativado.
5. O neurotransmissor na junção neuromuscular.
6. O principal transmissor excitatório no SNC.
7. O principal transmissor inibitório no SNC.

8. Se todas as bombas Na-K na membrana de uma célula muscular forem suspensas, todas as alterações a seguir serão esperadas para a célula muscular *exceto*
   a. a perda imediata da capacidade da célula de transportar os potenciais de ação.
   b. a redução gradual da concentração interna de K^+.
   c. o aumento gradual da concentração interna de Na^+.
   d. a redução gradual do potencial de membrana (o potencial ficaria menos negativo).
   e. o aumento gradual da concentração interna de Cl^-.

9. Selecionar a única resposta correta com relação aos canais iônicos:
   a. A maioria dos canais iônicos fica aberta 100% do tempo.
   b. O íons Na^+ passam mais prontamente através dos canais de cloreto do que os íons Cl^-.
   c. A maioria dos canais iônicos é composta de subunidades.
   d. Uma alteração da voltagem através da membrana celular pode abrir canais aniônicos, porém jamais canais catiônicos.
   e. Se um canal iônico transporta íon Na^+ para o interior da célula, o canal sempre bombeia K^+ para fora da célula.

10. Os íons Ca^{2+} são necessários à solução extracelular para transmissão sináptica porque:
    a. Os íons Ca^{2+} entram no terminal nervoso pré-sináptico com despolarização e desencadeiam vesículas sinápticas para liberar seu conteúdo para a fenda sináptica.
    b. Os íons Ca^{2+} são necessários para ativar o metabolismo do glicogênio na célula pré-sináptica.
    c. Os íons Ca^{2+} devem entrar na célula pós-sináptica para despolarizá-la.
    d. Os íons Ca^{2+} evitam que os íons Mg^{2+} liberem o transmissor na ausência de impulsos nervosos.
    e. Os íons Ca^{2+} inibem a acetilcolinesterase, capacitando a acetilcolina liberada para atingir a membrana pós-sináptica.

11. Os potenciais inibitórios pós-sinápticos podem surgir de todos os seguintes *exceto*
    a. do aumento da permeabilidade da membrana nervosa ao íon Cl^-.
    b. da aplicação direta de GABA nos neurônios.
    c. do aumento da permeabilidade da membrana celular ao íon K^+.
    d. do aumento da permeabilidade da membrana celular ao íon Na^+.

12. Selecionar a resposta correta. As sinapses elétricas e químicas diferem, pois
    a. as sinapses elétricas têm retardo sináptico mais longo do que as sinapses químicas.
    b. as sinapses químicas podem ampliar um sinal enquanto as sinapses elétricas não podem.
    c. as sinapses químicas não têm uma fenda sináptica enquanto as sinapses elétricas têm uma fenda sináptica.
    d. as sinapses elétricas usam canais ativados por agonistas, e as sinapses químicas, não.
    e. as sinapses elétricas são encontradas apenas nos animais invertebrados enquanto as sinapses químicas são encontradas em todos os animais.

13. Quais dos seguintes *não* contribuem para a integração dos potenciais sinápticos pelos neurônios?
    a. A convergência de muitas entradas sinápticas em um neurônio, permitindo somação espacial.
    b. A presença de PPSE que têm amplitudes que excedem o limiar para a geração de um potencial de ação no neurônio.
    c. A somação temporal dos potenciais sinápticos nos neurônios causada pela constante de tempo dos neurônios.
    d. O fluxo de correntes das regiões distais dos dendritos para o soma causado pelas constantes de comprimento dos dendritos.
    e. As entradas sinápticas inibitórias.
14. Qual das seguintes afirmações é correta sobre a ativação dos diferentes tipos de músculo?
    a. As células musculares esqueléticas maduras podem ser ativadas por um ou mais neurônios motores.
    b. Os neurônios não estão envolvidos na ativação das células musculares lisas.
    c. A contração do músculo cardíaco é desencadeada pela atividade do neurônio motor.
    d. Os potenciais pós-sinápticos dos neurônios autônomos podem alterar a contração do músculo esquelético.
    e. Os neurônios autonômicos podem alterar a freqüência e força da contração do músculo liso.
15. A energia para a contração do músculo esquelético é derivada dos estoques de quais dos seguintes itens?
    a. ATP, creatina fosfato, mioglobina
    b. ATP, creatina fosfato, glicogênio
    c. ATP, creatina fosfato, aminoácidos
    d. ATP, creatina fosfato, colágeno
    e. nenhum dos anteriores
16. A hipertermia maligna (HM) é um distúrbio que aflige uma fração dos pacientes cirúrgicos sob exposição a determinados anestésicos. A febre alta rápida surge da
    a. liberação continuada de cálcio do retículo sarcoplasmático.
    b. inativação persistente do canal de sódio na membrana do túbulo t.
    c. redução da atividade de Na/K-ATPase do sarcolema.
    d. fixação do aparelho contrátil à distrofina.
17. Qual das seguintes afirmações com relação aos canais de *gap junctions* é *falsa*?
    a. Permitem a passagem dos segundos mensageiros de célula para célula.
    b. Permitem alterações de voltagem em uma célula para se disseminar nas outras células.
    c. Podem conter um ou mais tipos de subunidade.
    d. Tipicamente são abertos para o espaço extracelular.
    e. São regulados pela voltagem.
18. Qual dos seguintes íons sofre contratransporte para energizar o transporte do neurotransmissor nas vesículas pré-sinápticas?
    a. Na^+
    b. K^+

     c. H^+
     d. Cl^-
     e. Ca^{2+}

19. A hiperpotassemia (alta concentração extracelular de potássio) pode parar o coração porque
    a. os íons potássio ligam-se aos canais de sódio, evitando sua atividade.
    b. os íons potássio estimulam a bomba sódio-potássio e, portanto, evitam potenciais de ação cardíacos.
    c. o potencial de membrana das células cardíacas se despolariza, e seus canais de sódio são inativados.
    d. os íons potássio saem rapidamente através do retificador interno.
    e. os íons potássio bloqueiam a interação actina-miosina no coração.

20. A mielinização dos axônios
    a. reduz a velocidade de condução para promover transmissão mais confiável.
    b. força o impulso nervoso para saltar de nodo em nodo.
    c. ocorre em excesso na esclerose múltipla (EM).
    d. leva a um aumento da capacitância efetiva da membrana.
    e. reduz a constante de comprimento para a disseminação passiva do potencial de membrana.

21. Considerar os três seguintes canais nas células musculares ventriculares: canal de sódio (Na_V), canal de potássio interno retificador (K_{ir}) e canal de cálcio (Ca_V). Escolher a resposta que melhor descreve quais desses canais ficam abertos durante a fase de platô do potencial de ação ventricular.
    a. Os três
    b. Apenas Na_V e K_{ir}
    c. Apenas Ca_V e K_{ir}
    d. Apenas K_{ir}
    e. Apenas Ca_V

22. Escolher a afirmação correta. Há uma corrente interna (I_f) associada à atividade do marca-passo nas células do nodo sinoatrial. A estimulação dos nervos simpáticos que leva ao coração ou a aplicação de norepinefrina produz
    a. uma redução do I_f, uma redução da freqüência cardíaca e um aumento da força de contração.
    b. uma redução do I_f, um aumento da freqüência cardíaca e um aumento da força de contração.
    c. um aumento do I_f, um aumento da freqüência cardíaca e um aumento da força de contração.
    d. um aumento do I_f, uma redução da freqüência cardíaca e uma redução da força de contração.
    e. um aumento do I_f, um aumento da freqüência cardíaca e uma redução da força de contração.

23. Uma solução é preparada adicionando 10 g de NaCl (peso da fórmula = 58,5) a 1 ℓ de água destilada. Uma solução isotônica tem mosm de 300. A solução preparada é
    a. muito hipotônica (com menos de 50% da tonicidade normal).
    b. ligeiramente hipotônica (cerca de 10% baixa).

c. isotônica (dentro de 1%).
d. ligeiramente hipertônica (cerca de 10% alta).
e. muito hipertônica (mais de duas vezes a tonicidade normal).

24. Beber solução salina isotônica reduz
    a. o volume extracelular.
    b. a osmolaridade extracelular.
    c. o volume intracelular.
    d. a osmolaridade intracelular.
    e. nenhuma das anteriores.

25. Um homem de 34 anos desenvolve uma infecção herpética da córnea, uma das principais causas de cegueira córnea infecciosa. O vírus sozinho se replica nos gânglios trigêmeos nos neurônios sensoriais que inervam a córnea. Qual das seguintes vias foi a mais provável para tais neurônios tornarem-se infectados pela primeira vez?
    a. O vírus na córnea foi adquirido pelos terminais nervosos e anterogradamente transportado para o corpo celular.
    b. O vírus na córnea foi adquirido pelos terminais nervosos e retrogradamente transportado para o corpo celular.
    c. O vírus nos lábios foi adquirido pelos terminais nervosos e retrogradamente transportado para o corpo celular.
    d. O vírus nos lábios foi adquirido pelos terminais nervosos e anterogradamente transportado para o corpo celular.
    e. O vírus inalado em gotículas entrou na corrente sanguínea e trafegou para os neurônios nos gânglios trigêmeos.

26. Uma ramificação do nervo ulnar de um homem de 26 anos foi esmagada no seu antebraço esquerdo, lesionando axônios em um ponto a cerca de 200 mm da pele na parte medial da palma, onde a sensação cutânea foi perdida. Quanto tempo, aproximadamente, levará antes que o paciente comece a sentir estímulos naquela parte da palma?
    a. 1 dia
    b. 10 dias
    c. 100 dias
    d. 1.000 dias
    e. nunca, pois os axônios periféricos não se regeneram

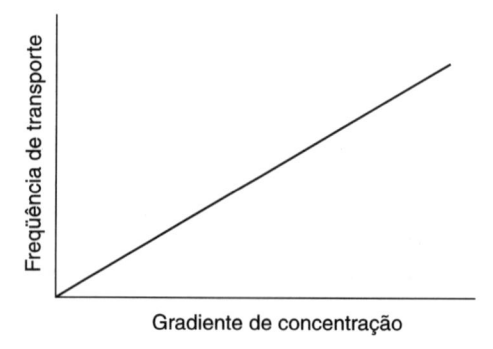

27. O diagrama anterior é típico para a dependência do gradiente de concentração da
    a. freqüência de transporte ativo secundário.
    b. freqüência de transporte ativo primário.
    c. freqüência de transporte por difusão passiva.
    d. freqüência de transporte por difusão facilitada.
28. Qual dos seguintes apresenta *menos probabilidade* de regular a atividade da bomba de Na^+/K^+?
    a. glicosídios cardíacos
    b. segundos mensageiros (p. ex., cAMP, diacilglicerol)
    c. concentração intracelular de Na^+
    d. concentração extracelular de Mg^{2+}
    e. concentração extracelular de K^+
29. Marcar a afirmação *falsa*
    As sinapses elétricas
    a. podem se retificar.
    b. são junções espaçadas (*gap junctions*) no sistema nervoso.
    c. apresentam um retardo sináptico mais longo do que as sinapses químicas.
    d. não requerem transmissores.
    e. promovem continuidade elétrica direta entre os neurônios.
30. Os tratamentos para o envenenamento com gás nervoso têm como alvo quais das seguintes proteínas?
    a. A acetilcolinesterase (AChE) e colina acetiltransferase (CAT).
    b. A AChE e os receptores nicotínicos da acetilcolina.
    c. Os receptores muscarínicos e nicotínicos da acetilcolina.
    d. Os receptores muscarínicos da acetilcolina e AChE.
    e. O CAT e transportadores sinápticos de colina
31. A principal via de degradação do glutamato nas células gliais é catalisada por
    a. glutamina sintetase.
    b. glutaminase.
    c. tirosina hidroxilase.
    d. GABA transaminase.
    e. glutamato decarboxilase
32. Quais dos seguintes valores é a representação mais fiel da concentração de serotonina nas vesículas pré-sinápticas?
    a. 50 pM
    b. 50 nM
    c. 50 μM
    d. 50 mM
    e. 50 M
33. Os sistemas de controle de *feedback* negativo *não*
    a. melhoram a confiabilidade do controle.
    b. requerem a percepção ou mensuração do processo controlado.
    c. requerem comunicação entre as partes separadas do sistema.
    d. regulam a pressão arterial e a temperatura corporal.
    e. provocam a propriedade tudo ou nada do potencial de ação.

34. A propagação de um impulso nervoso *não* requer
   a. o fechamento dos canais de potássio que mantêm o potencial de repouso.
   b. uma alteração conformacional nas proteínas da membrana.
   c. uma despolarização da membrana que abre os canais de Na.
   d. corrente para entrar no axônio e fluir no axônio.
   e. a entrada de íons sódio no axônio.

35. Os experimentos com fixação de voltagem nas membranas nervosas
   a. comprimem mecanicamente o nervo e medem a voltagem.
   b. controlam eletronicamente o potencial de membrana e medem a corrente através da membrana.
   c. mantêm a corrente através da constante da membrana e medem alterações do potencial de membrana.
   d. controlam eletronicamente tanto o potencial de membrana como a corrente de membrana e medem a compressão mecânica produzida pela célula.
   e. são um conceito teórico e nunca foram realizados fisicamente.

36. O potencial de ação composto registrado com um par extracelular de eletrodos de um feixe íntegro de fibras nervosas
   a. se propaga sem alteração de tamanho ou forma.
   b. é tudo ou nada. Se um limiar for excedido, mais aumento no estímulo não aumentará a resposta.
   c. tem uma amplitude de cerca de 100 mV.
   d. é bifásico, mostrando tanto as deflexões ascendentes como descendentes da linha de base.
   e. *não* é bloqueado pela tetrodotoxina (TTX).

37. Um cientista está fazendo registros a partir do soma de um neurônio com um microeletrodo intracelular para estudar as entradas sinápticas nos dendritos. As letras a, b, c adiante indicam os potenciais sinápticos registrados a partir de três entradas sinápticas diferentes. Para as entradas sinápticas idênticas para os dendritos, que potencial sináptico foi gerado pela sinapse em um local nos dendritos mais próximo do soma?

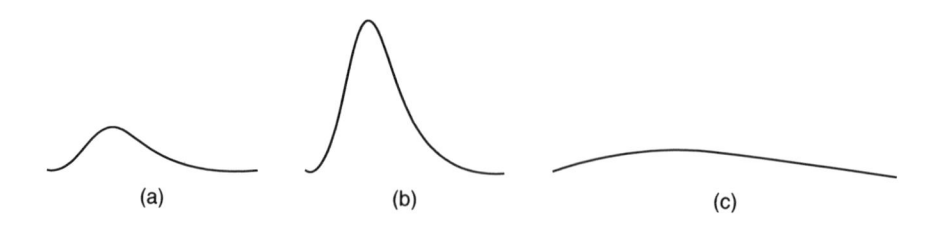

(a)   (b)   (c)

38. Se a concentração do íon potássio no exterior de uma célula do músculo esquelético em repouso é reduzida à metade do valor normal, removendo

K⁺ e Cl⁻ em quantidades iguais, qual pode ser a melhor estimativa do efeito no potencial da membrana de repouso?
a. Hiperpolarizar cerca de 100 mV.
b. Despolarizar cerca de 5 mV.
c. Hiperpolarizar cerca de 15 mV.
d. Despolarizar cerca de 20 mV.
e. Nenhum efeito mensurável.

39. A célula a seguir, em um organismo chamado piolho *Europa*, foi recuperada de uma lua de Júpiter com uma sonda espacial. As concentrações intracelular e extracelular de todos os íons são fornecidas adiante:

Extracelular	Intracelular
Rb^+ = 100 mM	Rb^+ = 1 mM
SO_4^{2-} = 50 mM	SO_4^{2-} = 0,5 mM

A membrana celular é permeável ao Rb^+ e não ao SO_4^{2-} ou água.

Qual é o potencial de membrana de repouso? (O sinal refere-se ao potencial no interior da célula.)
a. + 30 mV
b. + 60 mV
c. + 120 mV
d. – 30 mV
e. – 60 mV

40. Para a transmissão neuromuscular nos músculos esqueléticos, qual dos seguintes itens é verdadeiro?
a. O transmissor liberado não é armazenado nas vesículas sinápticas antes da liberação.
b. Há um atraso de tempo entre a despolarização do terminal nervoso pré-sináptico e a geração do potencial de placa terminal pré-sináptico.
c. A resposta pós-sináptica é apenas inibitória.
d. A junção neuromuscular transmite potenciais elétricos em duas direções: do nervo para o músculo e do músculo para o nervo.
e. Uma substância química transmissora não é liberada.

41. Os músculos do braço de um paciente ficam progressivamente mais fracos durante levantamento de peso. Os testes clínicos de condução nervosa indicam que a estimulação repetitiva dos axônios que inervam os músculos envolvidos produz potenciais de ação compostos que não mudam em amplitude durante a estimulação repetitiva. A estimulação direta do músculo utilizando eletrodos com agulha produz potenciais de ação musculares e contrações musculares que não diminuem em força durante a estimulação repetitiva.

Qual dos itens seguintes é a causa mais provável da fraqueza muscular?
a. Uma depleção de ATP nas células musculares.
b. Um defeito na propagação dos potenciais de ação nos axônios.
c. Um defeito na propagação dos potenciais de ação no músculo.
d. Um defeito na transmissão neuromuscular.
e. Um defeito no mecanismo contrátil do músculo.

42. Um fármaco compete com a acetilcolina para o local de ligação da acetilcolina na enzima acetilcolinesterase. Espera-se que doses moderadas desse fármaco
a. reduzam a amplitude do potencial de placa terminal.
b. aumentem a amplitude do potencial de placa terminal.
c. não produzam nenhum efeito na amplitude do potencial de placa terminal.
d. aumentem a freqüência na qual a acetilcolina é hidrolisada na fenda sináptica.

43. O mecanismo celular para terminar a contração muscular é
a. a desfosforilação da troponina.
b. a depleção do ATP.
c. o seqüestro do cálcio.
d. a ativação dos canais de cálcio com acesso de voltagem.
e. a ativação da ATPase do sódio-potássio.

44. Qual das seguintes afirmações é correta sobre os filamentos contráteis no músculo?
a. Os filamentos de actina e miosina são encontrados nos músculos esquelético e cardíaco, mas não no músculo liso.
b. As moléculas de tropomiosina são parte do filamento espesso no músculo liso.
c. Os sarcômeros no músculo liso são menores do que os no músculo estriado.
d. O cálcio regula o músculo estriado ligando-se a proteínas associadas aos filamentos finos.
e. O cálcio regula o músculo liso ligando-se a proteínas associadas aos filamentos finos.

45. Nas características comprimento-tensão do músculo esquelético, qual das seguintes afirmações é verdadeira?
a. A curva de tensão ativa é a mesma que a de tensão passiva.
b. A tensão passiva é atribuída ao conteúdo de ATP do músculo.
c. As curvas de tensão passiva são idênticas quando músculos diferentes são testados.
d. A tensão ativa máxima é gerada quando os filamentos finos e espessos apresentam sobreposição mínima.
e. Nenhuma das alternativas anteriores é verdadeira.

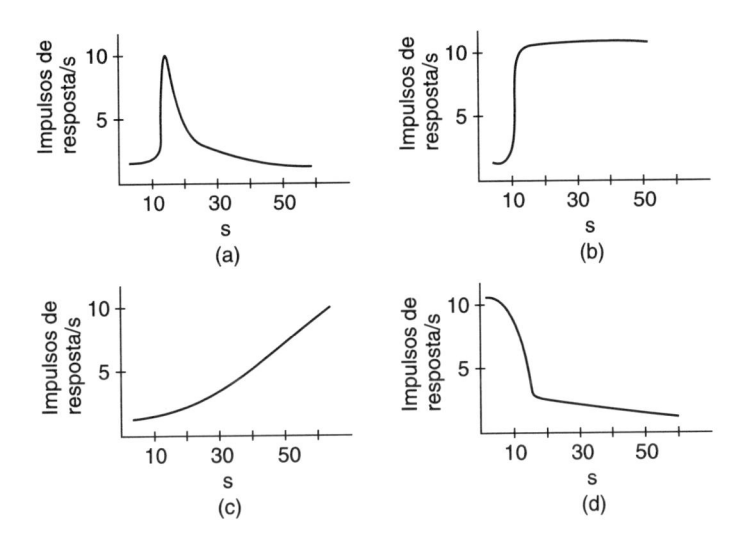

46. Os gráficos acima mostram a freqüência dos potenciais de ação (eixo y) registrados de uma fibra aferente sensorial primária durante a estimulação sensorial. Qual desses gráficos mostra a resposta de uma fibra sensorial típica (excluindo as fibras dolorosas) para um estímulo sustentado *constante* aplicado começando aos 10 s e durando todo o registro (*i. e.*, até 50 s)?

Respostas do exame prático

1.	a	17.	d	33.	e
2.	c	18.	c	34.	a
3.	d	19.	c	35.	b
4.	b	20.	b	36.	d
5.	a	21.	e	37.	b
6.	d	22.	c	38.	c
7.	c	23.	d	39.	c
8.	a	24.	e	40.	b
9.	c	25.	b	41.	d
10.	a	26.	c	42.	b
11.	d	27.	c	43.	c
12.	b	28.	d	44.	d
13.	b	29.	c	45.	e
14.	e	30.	d	46.	a
15.	b	31.	a		
16.	a	32.	d		

Índice

Algarismos em *itálico* significam que os termos podem ser encontrados em figuras ou quadros.

A

Acetilcolina (ACh)
  como neurotransmissor, 85, *86*, 86-87
  potenciais de ação e, 78-79, *79*, 80
  transmissão neuromuscular e, 98-105, *100*
Acetilcolina esterase (AChE), 87
AChR muscarínicos (mAChR), 86
AChR nicotínicos (nAChR), *18*, 18-19, 86
Ácido gamaminobutírico (GABA), 85, 88, *89*, 108
Adaptação sensorial, *60*, 60-61
Adenilil ciclase (AC), 28
Adenosina difosfato (ADP), reação mecanoquímica e, *118*, 118-119
Adenosina trifosfato (ATP)
  canais sensíveis ao, 19-20
  como neurotransmissor, 90-91
  reação mecanoquímica e, *118*, 118-119
Agonistas, 16
Alça de *feedback* positivo, canais de sódio sensíveis à voltagem e, 64-65
Alça P, 13, *15*
α-actinina, 120
Aminoácidos como neurotransmissores, 87-89, *88*
Anandamida, 110
Anestésicos gerais, potenciais pós-sinápticos e, 108
Anestésicos locais, potencial de ação e, 72
Ânions impenetráveis, 43, *43*
Anticolinesterases, 87
  transmissão neuromuscular e, 100-101
Antiportador de H/glutamato, 26
Aprendizagem, memória e plasticidade sináptica e, *111*, 111-112
Aquaporinas, (AQP), 20, 32
Atropina, AChR bloqueado pela, 86
Axônio(s), 3

B

"Balsas lipídicas", 11
Barbitúricos, receptores GABA e, 88, 108
Benzocaína, potenciais de ação e, 72
Benzodiazepínicos, receptores GABA e, 108
Bicarbonato, concentração sobre a membrana celular, *43*
Bomba
  de Ca, 24
  de H/K, 24
  de Na/K (bomba de Na), 22-24, *23*
  de sódio, 22-24, *23*
  H, 24-25
  SERCA, 24
  tipo F, 24
  tipo V, 25
Bombas, 22-25
  proteínas como, 11
Braço da molécula de miosina, 117-118
α-bungarotoxina, transmissão neuromuscular e, 101

C

Ca, trocador de Na/Ca e, 26
Cadeia(s) leve(s) de miosina, 121, *121*
  essencial, 121, *121*
  reguladora, 121, *121*
Cálcio (Ca)
  complexo Ca-CaM e, 121
  concentração sobre a membrana celular, 43, *43*
  contração muscular e, 120-123, *122*
  liberação de Ca induzida por, 122
  limiar para o potencial de ação e, *98*, 98-99
Calmodulina (CaM), 121
Calsequestrina, 122
Campo receptor, 57-58
  endocitose mediada por receptor, 36
Canal controlado pelo nucleotídeo cíclico (CNG), 59
Canal de potássio do potencial de repouso, 13
Canal de potássio retificador (Kir)13, *14*, 14-15, *15*, 76-77
  potencial de repouso e, 49 50
Canal de sódio epitelial (ENaC), 20
Canal VR1, 60
Canais
  AMPA, 108
  cainato, 108
  de água, 20
  de Ca, processo de liberação sináptica e, 91, *92*, 93
  de Kir e, 49-50
  na junção neuromuscular, 97, *97*
  separação da carga e, 42, *42*, 43
  de liberação de cálcio (CLC), 122
  de potássio
    dependentes da voltagem, 77
    mecanossensíveis, 13-15, *14*, *15*
    potencial de repouso, 13, *14*, 14-15, *15*
    sensíveis à voltagem, 16, *17*

de quisqualato, 108
de sódio
  dependentes da voltagem, 77
  sensíveis à voltagem, 16, *17*
  potenciais de ação e, 63-66, *64, 65*
$GABA_A$, 108
$GABA_B$, 108
intercelulares, 20-22, *21*
iônicos e. *Ver* Canais iônicos
  bombas e, 22-25
    bomba de Ca, 24
    bomba de H do tipo F, 24-25
    bomba de H/K, 24
    bomba de Na/K, 22-24, *23*
  lipídios da, 9, *10*, 10-11
  permeabilidade da, 30-31, 43, *43*
  proteínas da, 11-12
  receptores de membrana da, 27-29
    acoplados à proteína G, *27*, 27-28
    ligados a enzimas, 28-29
  sensíveis ao ácido (ASIC), 60
  separação da carga através da, 42, *42, 43*
  transportadores e, 25, 25-27
  transporte através da, 29-35
    ativo, 31-32
    através das camadas de células epiteliais, 35-36, *36*
    da água, 32-35, *33, 34*
    difusão facilitada como, 31
    passivo, 29-31
  mecanossensíveis, 4, 7, 15
  não-NMDA, 108
  NMDA, 108
  operados por estoque (SOC), 123
  quimiossensíveis, 5, 16, *18*, 18-20, *19*
  receptores de ACh (AChR), *18*, 18-19
  regulados por ligantes, 5, 16, *18*, 18-20, *19*
  sensíveis à voltagem, 4-5, 16, *17*
  sensíveis ao ATP, 19-20
Capacitância, 42
  da membrana, 51
Catecolamina-O-metila transferase (COMT), 88
Catecolaminas como neurotransmissor, 85, 89-90
Cauda da molécula de miosina, 117-118
Célula pós-sináptica, 3
Célula pré-sináptica, 3
Células
  longa cilíndrica, propriedades passivas de, 52-54, *53, 54*
  pequena redonda, propriedades passivas de, 51-52, *52*
  epiteliais, transporte através das, 35-36, *36*
  marca-passo, 74-75
  nodais
    atrioventricular (AV), 75
    sinoatrial (SA), 74-75
  pilosas sensoriais, 58
Cinase da cadeia leve de miosina (MLCK), 121

Cinesinas, 93
Clatrina, 93
Cloreto
  concentração sobre a membrana celular, 43, *43*
  gradiente de concentração para, 45, 46
Cloreto de edrofônio (Tensilon), transmissão neuromuscular e, 102
Cocaína, bloqueio da recaptação das catecolaminas pela, 90
Coeficiente de reflexão, 33
Cólera, toxina associada à, 28
Colesterol, 10
Colocistocinina (CCK), 91
"Colóide", pressão osmótica, 35
Comparador no *feedback* negativo, 6
Compartimento
  extracelular, 34-35
  intracelular, 34-35
Complexo Ca-CaM, 121
Compostos antagonistas, 16
Comprimento de uma célula muscular, 116
Comunicação
  celular, 1-5, *2*
  no *feedback* negativo, 6
Condução saltatória, 71
Condutância da membrana, 44
Conexinas, 21, *21*
Conexonas, 21, *21*
Constante
  de comprimento, 52-53
  de Faraday, 42
  de gás molar, 33
  de tempo, 52
Conteúdo quantal médio, 99
Contração
  isométrica, 116, 117
  isotônica, 116, 117
  muscular, 116-121, 117-121
  tetânica fundida, 124, *124, 125*
Contratilidade, cardíaca, 128
  potenciais de ação e, *79*, 79-80
Controle eferente, 61
Convergência de entradas sinápticas, 105, *105*
Coqueluche, toxinas associadas, 28
Corpos densos, 120
Corpúsculo Pacini, 58, 60, 61
Corrente
  ativada por hiperpolarização, 78
  de abertura, 66, 69
  de capacitância, 69
  de potássio, 67, 68, 69
  de sódio, 67-68, *68, 69*
Co-transportador de Na-glicose (SGLT), 25, 32
Co-transportador de sódio/glicose (SGLT), 36
Coulomb (C), 42
Creatina fosfocinase (CPK), contração muscular e, 126-127

Cromatólise, 94
Curare
　AChR bloqueados por, 86
　transmissão neuromuscular e, 100
Curva pressão-volume, 127, *127*

D
Dantroleno, 127
Degeneração valeriana, 94
Depressão
　a longo prazo, 111
　transmissão neuromuscular e, 102
Despolarização da membrana celular, 48-49
Dessensibilização, junção neuromuscular e, 100, *100*
Detecção de odores, *59*, 59-60
Diástole, 76
Diazepam, receptores GABA e, 88, 108
Dietilamida do ácido lisérgico (LSD), ativação do receptor 5HT pela, 90
Difusão
　facilitada, 31
　simples, 29-31, *30*
Digitálicos, ação da bomba Na/K e, 23
Diidropiridinas, 78
Diidroxifenilalanina (DOPA), 89-90
Dineínas, 93
Dinorfina, 91
Disparo repetitivo das células nervosas e, 110, *110*
Disseminação
　ativa, 50
　passiva, 50
Distonia, tratamento com botox para, 87
Divergência de entradas sinápticas, *105,* 106
Doença de Parkinson, tratamento da, 90
Doença(s). *Ver também doenças*
　desmielinizantes, potenciais de ação e, 72
　excesso de glutamato e, 87
　potencial de ação e, 71-72
Dopamina, *85,* 89
D-tubocurare, transmissão neuromuscular e, 100
Dupla camada lipídica, 9

E
Edema, 35
Efeito de Starling, 35
Efetor no *feedback* negativo, 6
Efluxo unidirecional, 30
Elasticidade
　em série, 124
　paralela, 125, *125*
Elementos elásticos, estimulação tetânica e, 124, *125*
Eletrocardiograma (ECG), 75
Encefalina, 91
Endocárdio, potenciais de ação e, 77
Endocitose, 36
Endorfina, 91

Epicárdio, potenciais de ação e, 77
Epinefrina (EPI), *85*, 89
　potenciais de ação e, 78
Equação de campo constante, 50
Equação de Goldman-Hodgkin-Katz (GHK), 50
Equação de Michaelis-Menten, 31
Equilíbrio de Gibbs-Donnan, 34
Esclerose múltipla (EM), potenciais e ação e, 72
Esfingomielina, 10
Esquizofrenia, tratamento da, 90
Estado de "tranca", 121, *121*
Estado de equilíbrio dinâmico, 47, *48*
Estimulação repetitiva, junção neuromuscular e, 101-102, *102*
Estímulo adequado, 57
Estricnina, receptores de glicina e, 88
Exocitose, 36

F
Facilitação, transmissão neuromuscular e, 101-102, *102*
Faixa
　A, 117
　I, 117
Família
　do canal dos receptores de potenciais transitórios (TRP), 60
　do receptor de IP3, 20
Fármacos. *Ver também fármacos e tipos de fármacos*
　agindo na junção neuromuscular, 100-101
　potenciais de ação e, 72
Fase de platô, 76
Feedback
　negativo, 5-7, *6*
　positivo, 7
Fenda sináptica, 3, 96
Fenobarbital, receptores GABA e, 88
Fibras de Purkinje, 74, *75*
Filamentos
　espessos, 117
　finos, 117
Fisostigmina, transmissão neuromuscular e, 101
Fixação de voltagem, 66-69,66-69
"Flipase", 11
Força
　eletromotriz, 42
　motriz, 44
Fosfatidilcolina (PC), 10, *10*
Fosfatidiletanolamina (PE), 10, *10*
Fosfatidilinositol (PI), 10, *10*
Fosfatidilserina (PS), 10, *10*
Fosfato de creatina, contração muscular e, 126-127
Fosfatos, cadeias leves de miosina, 121, *121*
Fosfocinase A, 28
Fosfolambam, 123

Fosfolipase C (PLCß), 28, 123
Fosforilase, 127
   cinase, 127

G
Gastrina, 91
Glicerofosfolipídios, 10, *10*
Glicina, *85*, 88, *89*, 108
Glicólise, 127
Glicose
   co-transportador de Na/glicose e, 25, 32
   transporte através das células epiteliais, 35-36, *36*
Glicosídio cardíaco, ação da bomba Na/K e, 23
gluR metabotrópicos (mgluR), 87, *88*
Glutamato, *85*, 87, *88*, 108
Gradiente
   de concentração, 44
   de voltagem, 44
   eletroquímico, 11, 44
Guanilciclase citoplasmática, 123

H
Hemicanais, 21, *21*
Herpes simples, transporte axoplasmático retrógrado no, 93
Hidrocloreto de fluoxetina (Prozac), 90
5-hidroxitriptamina (5HT), *85*, 90
Hiperpolarização da membrana celular, 49
Hipertermia maligna, 127
Hipocalcemia, potenciais de ação e, 72
Hipocampo, 111
Hiponatremia, 35
Histamina como neurotransmissor, *85*, 90
Hodgkin, Alan, 66
Homeostase, 5-7, *6*
Hormônio
   antidiurético (ADH), 32, 91
   foliculoestimulante (FSH), 91
   luteinizante (LH), 91
Huxley, Andrew, 66

I
Inervação parassimpática, potenciais de ação e, 78-79, *79*, 80
Inervação simpática, potenciais de ação e, 78-80, *79*
Infarto do miocárdio, 128
Influxo
   efetivo, 30
   unidirecional, 30
Inibição pré-sináptica, *109*, 109-112
Inibidores seletivos de recaptação da serotonina, 90
Integrinas, 29
Intervalo
   PR, 79
   QT, 75

Íon(s). *Ver também íons*
   fatores que controlam os movimentos dos, 44
Isovolumetria, definição de, 127
Isquemia
   cardíaca, 128
   excesso de glutamato e, 87
Junção neuromuscular, 95-105, *96*
   ação dos fármacos na, 100-101
   dessensibilização e, 100, *100*
   estimulação repetitiva e, 101-102, *102*
   interação transmissor-receptor e, 99, *100*
   miastenia *gravis* e, 101
   potenciação pós-tetânica, 102-103, *103*
   processo de transmissão neuromuscular e, 96-97
   registrando o potencial da placa terminal e, *97*, 97-99, *98*
   sinapses autonômicas e, 103-*104*
   síndrome de Lambert-Eaton e, 101
Junções firmes, 35

L
Lactato, contração muscular e, 127
Liberação de Ca induzida por Ca (CICR), 122
Lidocaína, potenciais de ação e, 72
Ligante, 11
Limiar, potenciais de ação e, 69-70
Linhas Z, 117,119
"Linhas rotuladas", 58
Lipídio(s)
   anfipáticos, 10-11
   hidrofílicos, 10
   hidrofóbicos, 10-11
Líquido intersticial, 34
Lise, 33, *33*

M
Magnésio (Mg), limiar para o potencial de ação e, *98*, 98-99
Membrana(s)
   apical, 35
   basolateral, 35
   luminal, 35
   mucosa, 35
   peritubular, 35
   serosa, 35
Membrana(s) celular(es), 9-38
   despolarização da 48-49
   hiperpolarização da, 49
   moléculas de aderência celular e, 29
Memória
   a curto prazo, 111
   a longo prazo, 111
   declarativa, 111
   explícita, 111
   implícita, 111
   procedural, 111
   plasticidade sináptica e, *111*, 111-112

Miastenia *gravis*
  junção neuromuscular e, 95, 101
  tratamento da, 102
Microtúbulos, 93
Mielinização, potenciais de ação e, 71, *71*
Miliosmolares, 33
Miliosmoles (mosm), 33
Miocinase, 127
Mioglobina, 127
Miosina, 117-119
  reação com actina, 121, *121*
Molécula(s)
  da cabeça da miosina, 117-118
  de aderência celular, 29
  de aderência intercelular (ICAM), 29
  de CD4 como receptor, 28-29
  de CD8 como receptor, 28-29
Monoaminoxidase (MAO)
Monofosfato de guanosina cíclico (GMPc), transdução da luz e, 59
Morfina, 91
Muscimol, 88
Músculo cardíaco
  estrutura do, 115, *116*
  potenciais de ação no, *76*, 76-77
  trabalho mecânico do, *124-126, 127*, 127-129
Músculo esquelético
  estrutura do, 115, *116*
  trabalho mecânico do, *124-126*, 124-127
Músculo estriado, 115
Músculo liso
  estrutura do, 115, 116, *116*
  multiunitários, 116
  não-estriado, 115
  trabalho mecânico do, 128-129
  unitários, 116
  visceral, 116
Músculo não-estriado, 115
Músculo(s), 115-130, *116*
  antagonista, 117
  "brancos", 126
  cálcio intracelular e, 120-123, *122*
  débito mecânico do, 123-129, *124-127*
  geração de força e encurtamento do, 116-121, *117-121*
  "vermelhos", 126

N
N-CAM, 29
Nebulina, 120
Neosinefrina, 90
Neostigmina, transmissão neuromuscular e, 100-101
Nernst (equilíbrio, difusão), 32, 44-47, *45, 46*
  gerador sensorial (receptor), 57-61, *58, 59*
  repouso. *Ver* Potencial de repouso
Nervos pós-ganglionares, 103
Nervos pré-ganglionares, 103
Neuron (programa de computador), 69

Neurônio
  motor, 2, *2*, 3
  sensorial, *2*, 2-3
Nodos de Ranvier, 71
Norepinefrina (NE)
  como neurotransmissor, *85*, 89
  potenciais de ação e, 78-80, *79*
Nurotransmissores, *85*, 85-86. *Ver também neurotransmissores*
  acetilcolina, *86*, 86-87
  aminoácidos, 87-89, *88*
  catecolaminas, 89-90
  interação com receptores, junção neuromuscular e, 99, *100*
  peptídios, 91-94
  purinas, 91-94
  transmissores químicos livremente difundíveis retrógrados, 110

O
Ocitocina, 91
Onda P, 75
Onda QRS, 75
Órgãos do fuso muscular, 61
Osmolalidade, 33
Osmolaridade, 33
Osmose, 32
Ouabaína
  ação da bomba Na/K e, 23
  potencial de repouso e, 47
Óxido nítrico (ON), 110

P
Paralisia periódica hipopotassêmica, 71
Peptídeo relacionado com o gene da calcitonina (CCRP), 91
Peptídio intestinal vasoativo (VIP), 91
Peptídio ligado à proteína, 11
Peptídio(s)
  como neurotransmissor, 91-94
  liberação sináptica e, *91, 92, 93*
  transporte axoplasmático e, 93-94, *94*
Períodos refratários, potenciais de ação e, *70*, 70-71
Permeabilidade da membrana celular, 30-31, 43, *43*
Picrotoxina, receptores GABA e, 88
Placa motora terminal, 95-96
Plasticidade sináptica, aprendizagem e memória e, *111*, 111-112
Pólio, transporte axoplasmático retrógrado na, 93
Pontes cruzadas, 117-118
Pontes de hidrogênio, 12
"Pós-carga", 128
Potássio (K)
  bomba Na/K e, 22-24, *23*
  concentração sobre a membrana celular, 43, *43*
  gradiente de concentração para o, 46

Potenciação a longo prazo (PLP), *111*, 111-112
Potenciação pós-tetânica (PPT), 102-103, *103*
Potenciais de ação, 3, 4, 63-81
  bifásico, 72, *73*
  canais de sódio sensíveis à voltagem e, 63-66, *64*, *65*
  cardíaco, 74-75, *75*
  composto, 73-74, *74*
  contração muscular e, 122-123
  de natureza tudo ou nada, 3, 7
  doenças e, 71-72
  fármacos e, 72
  fixação de voltagem e, *66-69*, 66-69
  inervações simpática e parassimpática e, 78-80, *79*
  limiar e, 69-70
  mielinização e, 71, *71*
  monofásico, 72
  músculo cardíaco, *76*, 76-77
  na junção neuromuscular, 97-99, *98*
  nodos AS e AV, 77-78, *78*
  períodos refratários e, *70*, 70-71
  regeneração do, 50
  registro do, 72-74, *73*, *74*
  toxinas e, 72
Potenciais pós-sinápticos excitatórios (PPSE), 4, 94
Potenciais pós-sinápticos inibitórios (PPSI), 4, 94
Potencial da membrana, 3
  ação. *Ver* potenciais de ação
  alterações no, 50-51
  medidas do, 41, *41*
Potencial de ação composto, 73-74, *74*
Potencial de ação do nodo atrioventricular (AV), 77-78, *78*
Potencial de ação do nodo sinoatrial (SA), 77-78, *78*
Potencial de ação monofásico, 72
Potencial de difusão, 32, 44-47, *45*, *46*
Potencial de equilíbrio de Nernst, 32, 44-47, *45*, *46*
Potencial de equilíbrio eletroquímico, 32, 44-47, *45*, *46*
Potencial de equilíbrio, 32, 44-47, *45*, *46*
Potencial de placa terminal, 4
  registrando o, *97*, 97-99, *98*
Potencial de repouso, 3, 4, 47-50, *48*, *49*
  geração do, 43
Potencial gerador sensorial, 3, 4, 57-61, *58*, 59
  adaptação sensorial e, *60*, 60-61
Potencial marca-passo, 77-78, *78*
Potencial pós-sináptico, 3-4, 94
  anestésicos gerais e, 108
Potencial receptor, 57-61, *58*, *59*
  adaptação sensorial e, *60*, 60-61
"Pré-carga", 128
Pressão osmótica, 32-33
Primeira lei de Fick, 30

Processividade, 93
Proeminência axônica, 105
Propriedades do cabo, 50
Proteína(s)
  cristalização das, 13
  da membrana celular, 11-13
  de lâmina beta, 12
  estrutura das, 11-12
  intrínsecas da membrana celular, 11
  receptoras da proteína associada ao fator sensível à N-etilmaleimida solúvel (SNAP), 91
  receptoras da SNAP, 91
Psilocibina, pela ativação dos receptores 5HT, 90
Psilocina, pela ativação dos receptores 5HT, 90
Purinas como neurotransmissores, 90-91

Q
Quanta, 99
Quimiossensação do paladar, 58-59

R
Raiva, transporte axoplasmático retrógrado na, 93
Reação actina-miosina, 121, *121*
Reação axônica, 94
Reação mecanoquímica, *118*, 118-119
Receptor alfaadrenérgico, contração muscular e, 123
Receptor acoplado à proteína G (GPCR), 16, 20, *27*, 27-28, 103
  detecção de odor e, *59*, 59-60
Receptor de insulina, 28
Receptor(es)
  adrenérgicos, 89-90
  alfaadrenérgicos, 90
  AMPA, 111-112
  betaadrenérgicos, 90
  canabinóides (CB1), 110
  de ACh (AChR), transmissão neuromuscular e, 99-105
  de diidropiridina (DHPR), 122
  de glutamato (gluR), 19, *19*, 87
  de ligantes inotrópicos, 16
  de ligantes metabotrópicos, 16
  de membrana, 27-29
    ligados a enzimas, 28-29
  do ácido gamaaminobutírico (GABAAR), 19
  ligados a enzimas, 28-29
  não-NMDA, 87, 111-112
  NMDA, 87, 111-112
  P1, 19-20
  P2, 20
  para a glicina (GlyR), 19
  para a serotonina (5HT3R), 19
  purinérgicos, 20
  rianodínicos (RyR), 20, 122

Reflexo de estiramento, 7
Regeneração do potencial de ação, 50
Região N-terminal das proteínas, 12
Regulador transmembrana da fibrose cística (CFTR), 26-27
Reserpina, 90
Resistência
  a múltiplos fármacos (MDR), 26
  da membrana, 51
  longitudinal, 51
Retículo endoplasmático (RE), 12
Rigor *mortis*, 119
Rigor, 119

S
Sarcômero(s), *117*, 117-118, *119*, 119-120
Segmentos alfa-helicoidais transmembrana (TM) das proteínas, 12
Selectinas, 29
Sensação auditiva, 58
Sensação de dor, 60
Sensor no *feedback* negativo, 6
Serotonina, *84*, 90
Sinapses, 83-113
  acetilcolina e, *86*, 86-87
  aminoácidos e, 87-89, *88*
  autonômicas, 103-105, *104*
  catecolaminas e, 89-90SNC, *105*, 105-106, *106*
  elétrica, 106, *106*
  ganglionar, 103
  "*en passant*", 104
  neurotransmissores moduladores do SNC e, integração de correntes sinápticas e, *107*, 107-108
  aprendizagem, memória e plasticidade sináptica e, *111*, 111-112
  junção neuromuscular como. *Ver* junção neuromuscular
  peptídios e, 91-94
  processos pós-sinápticos e, 94-95
  inibição pré-sináptica e, *109*, 109-112
  processos pré-sinápticos e, *84*, 84-87, *85*
  purinas e, 90-91
  processo de liberação sináptica e, 91, *92*, 93
Sinaptobrevina da v-SNARE, 91
Sinaptotagmina, 93
Síndrome de Lambert-Eaton, junção neuromuscular e, 101
Síndrome do QT longo (QTL), 71
Sintaxina de t-SNARE, 91
Sistema nervoso central (SNC)
  moduladores neurotransmissores do, 109
  sinapse do, *105*, 105-106, *106*
SNAP-25, 91
SNARE, 91
Sódio
  baixo nível sanguíneo de, 35
  concentração sobre a membrana celular, 43, *43*

co-transportador de Na-glicose, 25, 32
gradiente de concentração para o, 46
transporte através da células epiteliais, 35-36, *36*
trocador de Na/Ca e, 26
Solução isosmótica, 33
Solução isotônica, 33
Soluções hipotônicas, 33-34
Soma, 105
Somação espacial, 107
Somação temporal, 107
Substância Y, 91

T
Tensão ativa, 117
Tensão isométrica, 119, *119*
Tensão no músculo, 116, 117, 119, *119*
Tensão passiva, 117
Tetania, potenciais de ação e, 72
Tétano, transporte axoplasmático retrógrado no, 93
Tetrodotoxina (TTX), potenciais de ação e, 72
Tirosina hidroxilase (TH), 89
Tirosinocinases receptoras (RTK), 28
Titina, 120
Tonicidade, 33
Toxina botulínica (Botox), transmissão neuromuscular e, 87, 101
Toxina do tétano, receptores GABA e glicina e, 88
Toxinas, potenciais de ação e, 72
Transcitose, 36
Transdução da luz, 59-60
Transdução mecanossensorial, 58
Translocase de fosfolipídios, 11
Transmissores, 3
  químicos livremente difundíveis retrógrados e, 110
Transportador
  de glicose, (GLUT), 25, 36
  de glutamato, 25-26
  do aminoácido excitatório (EAAT), 87
  secundário, 25
Transportadores, *25*, 25-27
  proteínas como, 11
  secundários, 25
Transporte
  ativo, 31-32
    primário, 31
    secundário, 31
  axoplasmático, 93-94, *94*
    anterógrado, 93
    retrógrado, 93
  da água, 32-35, *33*, *34*
  passivo, 29-31
  através das membranas celulares, 29-35
  através das camadas de células epiteliais, 35-36, *36*
  difusão facilitada como, 31
Transportes ABC, 26-27
Trifosfato de inositol (IP3), 20

Trocador de ânions (AE), 26
Trocador de Cl/HCO3, 26
Trocador de Na/Ca (NCX), 26
Tropomiosina, 120
Troponina, 120
Túbulos transversos, 4

U
Umâmi, 58
Unidade motora, 95

V
Vasopressina, 32, 91
Velocidade encurtamento do músculo, 116
Vesículas, 3
Veneno da aranha viúva-marrom (VAVM), transmissão neuromuscular e, 87, 99
Veneno da aranha viúva-negra (VAVN), transmissão neuromuscular e, 87, 99

Impressão e Acabamento

bandeirantes
gráfica